心理学与现代生活丛书

总主编／佘双好

佘双好 著

发展心理学与现代生活

随时光而去

武汉大学出版社

WUHAN UNIVERSITY PRESS

图书在版编目(CIP)数据

随时光而去:发展心理学与现代生活/佘双好著.—武汉:武汉大学出版社,2007.10
心理学与现代生活丛书/佘双好总主编
ISBN 978-7-307-05816-3

Ⅰ.随… Ⅱ.佘… Ⅲ.心理卫生—普及读物
Ⅳ.R395.6-49

中国版本图书馆 CIP 数据核字(2007)第 143269 号

责任编辑:郭园园　　责任校对:程小宜　　版式设计:詹锦玲

出版发行:武汉大学出版社　　(430072　武昌　珞珈山)
　　　　　(电子邮件:wdp4@whu.edu.cn 网址:www.wdp.com.cn)
印刷:华中科技大学印刷厂
开本:950×1260　1/32　印张:7　字数:233 千字　插页:1
版次:2007 年 10 月第 1 版　　2007 年 10 月第 1 次印刷
ISBN 978-7-307-05816-3/R·121　　定价:18.00 元

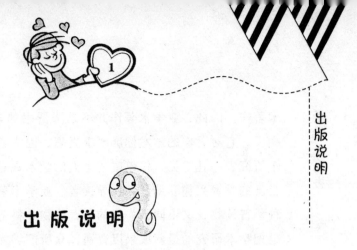

出 版 说 明

　　随着社会物质生活条件的改善和生活水平的提高，人们对精神生活需要的迫切性越来越强烈，对精神生活的质量要求也越来越高，心理学逐渐成为广大民众和青年学子所关心和崇尚的热门研究领域。

　　然而，专业的心理学研究不仅体系庞大，内容艰深，而且与广大民众所关心的日常生活问题相去甚远，在专业心理学研究领域和广大老百姓日常生活之间存在着巨大的鸿沟。这样，使得不少本来对心理学抱有浓厚兴趣的人感到心理学令人生畏，望而却步。

　　为了弥合专业研究与普通民众需求之间的鸿沟，我们推出了这套丛书。本套丛书的宗旨是从老百姓日常生活中所关心的心理问题出发，用心理学的观点来阐明人们日常生活中所关心的心理问题，透过心理现象的分析来说明和解释心理学是一门怎样的学科，它所关心的是什么样的问题；它为人们处理心理问题提供了什么样的视角，以及如何从专业和系统的角度来处理日常生活中的心理问题。

　　我们把本套书定位为一种亚学术著作，所谓亚学术即指介于学术研究和科普读物之间的著作。亚学术著作也是一种学术著作，只是这种学术著作并不是写给专业人员作为纯粹的学术研究用的专业书籍；而是写给广大老百姓和普通民众阅读的学

术著作。因此，亚学术著作并不是降低书的学术品位和旨趣；相反，它对著作的学术标准要求更高，因为它要求作者不能囿于研究者一孔之见，仅仅阐述个人的学术观点；不能因为作者自己的学术兴趣和偏好而误导读者。亚学术著作既可看成是一种科普读物，又不同于一般的科普读物。科普读物的主要目的是把学术研究的最新成果以普通民众所能够接受的方式和语言传播到广大民众之中，其中也包含了作者的重新创作和创造性的研究成果；但它的主要功能在于普及和宣传，而亚学术著作本身就是一种再研究和再创造的过程，是学术研究的继续和延伸。

本套书第一批共包括《随时光而去》、《解读社会密码》、《窗外有蓝天》、《如沐阳光》、《女人四季》五本，每本书都有一个副标题，说明所揭示和探讨问题的学科领域。这五本书分别从发展心理学、社会心理学、异常心理学、咨询心理学和女性心理学等学科视角，对现代生活中的心理问题进行了全方位透视；既为广大读者提供了各门学科所研究和探讨的主要问题和方法，同时也为读者处理现代生活中的心理问题提供了可资借鉴的干预策略。

心理学虽然有一个漫长的过去，但作为一个学科只有短短的历史。与人类科学的其他成熟的研究学科相比，心理学还是一个处于不断成熟和发展壮大的学科；心理学的研究还远远没有达到能够有效干预人们日常生活心理问题的程度。因此，对于现代生活中的心理问题，我们并不期求通过有限的书籍就能够揭示清楚；但我们真诚地希望读者能通过系统地阅读对现代生活心理问题有一个达观的理解，并以此作为思考现代生活各种心理问题的起点，开始有意识地、系统地、科学地规划自己的生活和人生。

本套书在写作过程中参阅了各门心理学科的大量研究成果，由于版式和图书风格的需要，没有一一注明资料来源，这里谨向各位研究者表示衷心感谢！本套书从策划到选题到写作也一直得到武汉大学出版社陈庆辉社长、郭园园博士的关心帮助，武汉大学政治与公共管理学院、武汉大学发展与教育心理研究所的大力支持，在此一并表示衷心感谢！

由于出版亚学术著作对于我们来说是一件十分具有挑战性的工作，加之自己学术研究所限和时间仓促，本套书难免存在着一些缺陷和遗漏，我们真诚地希望广大读者批评指导，不吝赐教。

佘双好

2007 年 3 月 17 日

出版说明

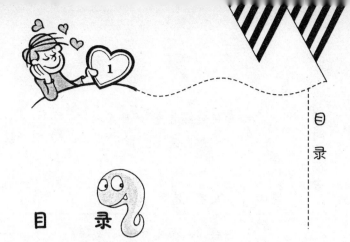

目　　录

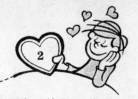

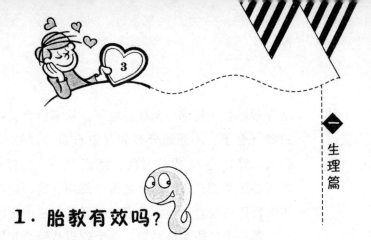

1. 胎教有效吗?

我国是一个十分重视早期教育的国度，胎教的历史可以追溯到西周时期。周天子为了使"太子正而天下定"，在太子尚在胎儿期间就进行教育。据《列女传》记载，当时周天子认为"故妊子之时，必慎所感，感于善则善，感于恶则恶。人生而肖万物者，皆其母感于物，故形肖之"。因此，"太任之性，端一诚庄，惟德之行。及其有娠，目不视恶色，耳不听淫声，口不出敖言，能以胎教"。相传孟子的母亲在怀胎期间"席不正不座，割不正不食"，以进行胎教，培养孟子良好的德性。更有甚者，有人还把胎教时间推前到选择婚娶对象上，选择婚嫁要选择有德之人："必择孝悌、世世有行义者。如是则子孙慈孝，不敢淫暴，党无不善，三族辅之。"可以说，我国古代的胎儿教育既有许多合理的成分，也存在着不少故作神秘虚妄之处。那么，胎儿在母亲体内究竟发生了什么样的变化？哪些因素对胎儿的发展和发育会造成影响？胎教有效吗，哪些胎教方法是值得推荐的呢？

胎儿的发展过程

如果精确计算的话，人的生命从父亲的精子和母亲的卵子

结合形成合子的那一刻就开始了。从那以后，一个单细胞的受精卵（合子）不断地分裂和复制自身，以惊人的速度不断地长大，经过约 38 周的时间，便成为一个呱呱坠地的新生儿。发展心理学把这段时期称之为产前期，这一时期，小生命在母体子宫里的发育，通常分成相互联系的三个阶段。

第一个阶段为胚种期。这个阶段从受孕开始，大约 2 周左右时间。合子一旦形成就开始进行细胞分裂，刚开始细胞复制的时间较长，到受孕后 30 个小时左右，才达到较快的速度。大约 1 周后，合子的细胞已达到 100 个到 150 个，发育成一个空心的、充满液体的圆球，称为胞胚。胞胚在进行细胞分裂的同时也缓缓地向子宫移动，约在第 8 天（第 9 天）进入子宫，大约第 10 天，胞胚逐渐把自己像种子一样埋在子宫壁上，这个过程叫植入，俗称"着床"。从此，小生命有了一个赖以生长发育的安全、温暖和舒适的"家"了。这时，虽然胞胚只有针头那么大，但已经产生出一个内部细胞群和一个与之相连的外部细胞群。随后，内部细胞群将演变为胚胎本身，发育成新生命；而外部细胞群则成为滋养层，最后发展成保护胚胎和为胚胎提供营养的附属组织。在胚种期结束的时候，小生命已经找到了能为他提供食物和栖息的地方，而此时敏感的母亲也知道自己怀孕了。

第二个阶段为胚胎期。从受孕后的第 3 周到第 8 周为胚胎期。在胚种期，合子细胞已经开始分为三层——外胚层、中胚层和内胚层，同时开始形成保护和滋养发育机体的组织。到了胚胎期，分层的速度加快，胚胎的内胚层将发育为消化系统、呼吸系统和腺体等。外胚层会形成神经系统、感受器（如耳鼻眼）及皮肤。中胚层将发育为循环系统、骨骼、肌肉、排泄系统及生殖系统。在三个胚层形成的同时，滋养层也迅速生

长为胚胎的生命维持系统，包括羊膜、胎盘和脐带。羊膜是一个具有保护作用的囊，它将漂浮在羊水中的胚胎包住，为其提供一个恒温的环境，同时也能对母体运动所引发的震颤起减缓作用。胎盘由一团圆盘状的组织构成，通过胎盘，母亲给胚胎提供氧气和营养物质，同时胚胎也把它血管中的废物还给母亲。胎盘是通过脐带和胚胎相连接的，脐带由三大血管组成，两条动脉和一条静脉，静脉血管提供营养，动脉血管将废弃物运走。脐带中无神经，所以剪断它也不会感觉疼。

胚胎期发育的一个重要的事件，就是各个主要器官开始形成。在所有的器官中，神经系统发育得最快，外胚层折叠起来形成一个神经管道，进而发育成脊髓和大脑。大约21天后，出现眼睛；24天后心脏细胞开始分化；第4周，生殖系统显现，手脚开始形成；心脏开始沿着胚胎循环系统向周围泵血。第5周到第8周，手和脚进一步分化，脸开始形成，但还不太容易辨认；肠胃也开始出现。到第8周，胚胎已粗具人形，四肢、内脏各系统、器官初步形成，头部抬起，躯干伸直，脐带延长，神经、肌肉已发育。

第三阶段为胎儿期。从受孕后第9周到出生之前的这一段时期为胎儿期。在此期间，胎儿迅速地成长发育。胎儿到第三个月底，已达7.3厘米长、14克重，他的脸、前额、眼皮、鼻子和下巴已经可以清楚地辨认出来；神经系统、各种器官和肌肉变得有组织和有联系，能够动动手脚，转转脑袋，张张嘴巴。胎儿的外生殖器在此时已经形成，能识别出他的性别。到第四个月底，胎儿已经长到约24厘米、310克。母亲可以感受到胎动，妊娠反应更强烈。到第五个月底，胎儿大约长到30厘米、640克，开始形成手指甲和脚指甲，表现出对在子宫中某一特定位置的偏好。到第六个月底，胎儿约36厘米、

1080 克，汗腺在这阶段形成，眉毛和眼睫毛出现，头皮上开始出现软软的头发，呈现出抓握反射和不规则的呼吸运动。到第七个月底，胎儿约为 41 厘米、1 670 克。在第八和第九个月，胎儿还会继续生长发育，在这两个月中，胎儿的脂肪层生长起来，肺也逐渐成熟，大脑的快速发育使感觉和行为能力增强。在更多的时间里胎儿是醒着的，他会对外面的刺激做出反应，活动更为频繁，也学会了偏爱熟悉的声音，如母亲的声音。到第九个月底，胎儿已经达到 50 厘米、3300 克，母亲温暖舒适的子宫对他来说，越来越狭小，逐渐容不下他，他已经做好降临人世的准备。

影响胎儿发育的因素

　　与外部世界相比，母亲的体内是一个相对安全和舒适的环境，在母亲的精心呵护下，一般来说，小生命都会按照自然生物的规律不断成长发育成一个成熟健康的小宝宝。但是，如果有一些意外的特殊情况出现，并且这种意外情况恰恰发生在胎儿发育的某一个特别的阶段，也可能对胎儿造成不同程度的伤害。

　　对胎儿发育造成伤害的任何环境因素都称为致畸因素，这些致畸因素既可能由母亲在受孕期间受到的外界刺激和不良生活方式造成，也可能与母亲自身的条件有关，十分广泛和复杂。主要包括以下几个方面：

　　一是母亲的疾病因素。直到 20 世纪 40 年代以前，人们一直认为，胎盘是一个相当安全的屏障，它可以阻止任何有毒物质侵入胚胎或胎儿。但是新的科学实验证明，这种想法错了。

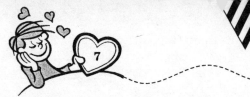

许多疾病可以透过胎盘屏障，对胎儿造成损害。比如艾滋病，艾滋病是一种由人类免疫缺陷病毒导致的获得性免疫缺损综合征，这种病毒既可以在孕期也可以在分娩时感染给胎儿，母亲携带艾滋病毒传染给胎儿的可能性极大。梅毒，梅毒是一种性病，这种病毒主要在怀孕中后期透过胎盘屏障侵害胎儿。它可以引起胎儿先天性缺陷。淋病，淋病也是一种性病，它对胎儿的主要危害是当胎儿通过产道时，淋球菌会伤害胎儿的眼睛，甚至造成失明。外生殖器疱疹，外生殖器疱疹对胎儿最主要损伤是当胎儿通过产道时，感染疱疹病毒会伤害胎儿的眼睛，以及造成严重脑损伤。霍乱，霍乱对于胎儿的影响途径主要是通过母亲与胎儿之间的血液交换，如果这种感染发生在怀孕的最后3个月，影响最严重，有可能导致胎儿死亡。糖尿病，糖尿病孕妇所面临的最大危险是生一个死胎或新生儿在出生后数日内死亡。他们在出生前最后3个月积蓄了大量脂肪，但又特别软弱无力，有时会造成智力缺陷。肝炎，如果母亲患有肝炎，孩子很难幸免。慢性高血压，也可能造成流产或胎儿死亡。还有如流行性腮腺炎、天花、毒血症、弓形体病等，都有可能对胎儿造成危害。

　　二是药物及烟酒和环境污染因素。很多药物对正在发育中的胎儿有潜在影响，这种影响的大小根据药物本身特点、使用的剂量、次数和时间而不同。因此一般认为孕妇除非在不得已时不得用药；如用药，也必须有医生的指导。而毒品，如可卡因、海洛因等非法成瘾药物，对胎儿的影响则更为严重。无论过去还是现在，那些喝酒过多的母亲生的孩子都容易患上酒精综合征，会造成胎儿躯干畸形、中枢神经系统损害、心脏缺陷及肌肉受损。吸烟很容易伤害胎儿，吸烟的危害主要由于尼古丁和一氧化碳妨碍了给胎儿正常供氧。现在，越来越多的证据

表明，环境污染和辐射等因素，对胎儿的发育也有伤害，比如大量存在于汽车废气中的铅污染和 X 光辐射等。

三是母亲的生理条件因素。母亲的年龄过大或太小，都会对胎儿产生不良影响。一般认为，生育的最适合年龄是在 20 多岁，35 岁以上通常被认为是"超龄"的界限，过了这个年龄界限，危险将会明显增加。母亲的体重过重或过轻都会影响胎儿。如果母亲的身高只有 140 厘米，就会影响胎儿发育。因为过矮的母亲由于骨骼发育不完全，限制了胎儿的发育，并且还会造成临产困难。如果一个妇女有过 4 次以上的孕史，她的再孕会有更多的危险性，她的孩子更容易是低体重儿或死胎。如果在怀孕早期母亲营养不良，有可能引起胎儿生理缺陷；后期营养不良，有可能生出低体重儿。当然，母亲的这些生理因素有时是相互作用的，比如高龄母亲可能先前有过几次孕史，许多高龄母亲也可能较胖；如过于年轻怀孕，也许经受更多压力，缺少丈夫的情感和精神上的支持等。这些因素同时发生作用时，对胎儿伤害的可能性就更大。

四是母亲的情绪状态因素。母亲在怀孕期间精神压力过大，过度担心和焦虑会引起孕妇生理条件的变化，影响胎儿发育。除了母亲单方面的精神压力外，夫妻关系也会影响胎儿，夫妻感情不和，常发生矛盾、争吵甚至动手打架，他们所生的孩子出现身心障碍的概率要比其他夫妇所生的孩子高得多。同时在怀孕期间遇到重大负性生活事件，比如亲人亡故等，会使母体产生一种激素叫儿茶酚胺，这种激素会穿过胎盘，侵入胎儿，使胎儿也产生恐惧。母亲的情绪状态对胎儿的影响到底有多大，还是一个值得研究的课题。尽管存在着种种影响的可能性，但我们不能把它夸大。母亲的情绪、情感和胎儿的情绪、情感并不存在一一对应的关系，并非母亲极度压抑，胎儿也极

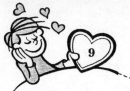

度压抑；母亲十分悲伤，胎儿也十分悲伤，而是母亲种种激烈情绪反映，在胎儿身上产生累积效应。母亲对胎儿情绪影响是长期的，而不是一时一事的。影响的机制与胎儿的反应类型有很大的关系。

尽管胎儿在发育过程中难免会遇到各种各样的致畸因素，但是这些致畸因素是否对胎儿产生影响，还取决于以下一些因素：一是剂量的大小，剂量越大，影响的可能性就越大，比如孕妇每天吸两包烟比吸半包烟对胎儿的影响更大。二是摄入单一致畸因素还是多种致畸因素，摄入多种致畸因素的胎儿受到影响的可能性较大。比如孕妇既抽烟又喝酒就比只抽烟或只饮酒对胎儿的影响大。三是遗传素质因素，有些胎儿更脆弱更容易受到伤害，而有些胎儿抵御伤害的能力则强。不同的孕妇、不同的胎儿的个体差异性很大。

四是受到致畸因素影响时胎儿的发育阶段。在胎儿发育的不同时期，致畸因素对胎儿伤害的内容和程度是不一样的。在胎儿发育的某些阶段，胎儿的某些器官和某些机能特别容易受到伤害。心理学上一般把胎儿容易受到伤害的这一段时期称之为发育的敏感期。在敏感期内，胎儿的某些器官或功能更容易受到伤害。比如胎儿在胚种期，有机体对致畸因素并不敏感，这是因为这一时期小生命嫩芽（微弱的细胞团）特别脆弱，如果伤害一旦发生就会直接导致死亡。而在胚胎期是胎儿各种重要生命器官发育打基础的时期，因此怀孕后的第 3～8 周的孕妇应格外小心防止致畸因素的影响。在胎儿期，由于胎儿的主要生命器官已经形成，致畸因素的作用会相对小一些，但某些器官如大脑、眼睛、牙齿、外生殖器等仍然容易受到影响。如果致畸因素正好处于胎儿发育的敏感期，则出现对胎儿某一方面伤害的可能性就非常大。（图 1.1）

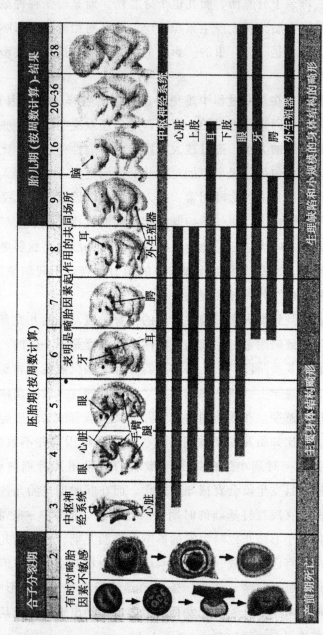

图1-1 产前期发育的敏感期

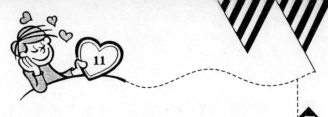

如何与胎儿相处

小生命在母亲的体内不断孕育和成长着，但母亲却无法真切地看到他一天天成长的过程，这使得小生命在母亲体内的成长过程具有某种神秘感。自从发现自己怀上了宝宝，甚至一旦决定开始要宝宝以后，年轻的夫妻就开始了担忧。担心胎儿期间受到致畸因素的影响，生出一个有缺陷的宝宝，这只是消极的方面，而更多夫妻期盼着生出一个健康、聪明、漂亮的宝宝。正是在这种心理的影响下，各式各样的胎教方法应运而生，这也给年轻父母带来了些许的困惑。那么究竟如何与胎儿共处呢？

其实，一般的父母大可不必过多地担忧，小生命在母亲体内的孕育过程主要受自然生物因素的影响，只要父母亲身体健康，家族又没有遗传性疾病，母亲在怀孕期间没有生过上述提到的疾病，饮食起居有规律，营养平衡，在怀孕期间情绪没有出现过大起大落，又能定期到医院作检查，那么，一般都会生出一个健康的宝宝。

如果家族或父母中有某些遗传性疾病，也可以通过一些方法来进行排除，以消除担心。羊膜穿刺法、超声波法、绒毛取样法、胎儿镜观察法、孕妇血液分析法是最常见的几种产前检查方法。羊膜穿刺法是用注射器穿透腹壁伸至子宫，抽取羊水作为样本，通过检验细胞来检查胎儿是否有染色体或新陈代谢异常的一种方法。超声波法是一种用高频声波对孕妇的子宫进行探测，通过声波反射回来的图像，观察胎儿的大小、形状、位置及内部组织，以对胎儿生理缺陷进行断定的方法，常称 B

超检查。绒毛取样法是一种在 B 超的指示下，吸取胚囊周围的小块绒毛，直接或经培养后进行测定的方法。胎儿镜观察法是将一种羊膜腔镜或宫腔镜插入子宫直接观察胎儿是否畸形的方法。这种方法也可采取胎儿活体组织和胎儿血，对诸如血友病和镰状细胞贫血症之类的疾病，以及神经系统的缺陷进行诊断。而孕妇血液分析法是采取评估血液中 α-胎甲球蛋白含量来检测诸如无脑、脊髓分叉之类的神经管疾病、肾脏疾病、食管的非正常性堵塞等疾病的方法。各种检查方法既有其优点，同时也存在着一定的副作用和风险，因此，如果没有特别的问题，一般要避免使用或者尽可能少地使用这些检查方法。

至于谈到各式各样的胎教方法是否有效，目前学术界意见并不统一。有研究者认为哺乳动物的胎儿在出生前大脑都是处于深度的麻痹状态，胎儿在出生后正式呼吸空气之前，其大脑尚未启动，这意味着准父母煞费苦心的胎教只不过是白费力气。还有研究者认为父母精心为胎儿准备的胎教音乐，在胎儿的听觉神经感受到时已不再是原有意义上的和谐的旋律与节奏，而只是一个单纯的物理声波，是有害的噪声，而不是音乐教育，它造成胎儿的易干扰和易激惹性。也就是说，本来给胎儿一定音量的声音才能引起他的反应，而现在，一个比原来音量还要低的声音就能引起他的反应，表面上看起来，胎儿变得伶俐了，但实际上，这使得胎儿神经紧张，得不到安静的环境，而且这种伤害还不是短期内就能表现出来的。

由于人的生命的惟一性和不可复制性，影响胎儿发育因素的多样性，因此，很难判定宝宝未来发展的哪些因素是来自胎教的影响，而哪些因素是宝宝本来的天性。但一般来说，大多数研究者还是相信，在适当的时候进行适当的胎教对胎儿的发育是有益的。目前流行的几种安全易行的胎教方法有：抚摸胎

教、语言胎教和音乐胎教等。

抚摸胎教是孕妇或其丈夫用手轻轻抚摸孕妇腹壁的胎儿部位，使胎儿感受并做出反应的一种教育方法，这种方法有益于胎儿神经系统的发育和降低出现低重儿的风险。语言胎教是孕妇及其丈夫与胎儿进行语言沟通的方法。孕妇及其丈夫经常与胎儿交谈一些日常用语，给胎儿讲故事，读一些轻松幽默、积极向上的文学作品，可以加强胎儿和父母的情感连接。音乐胎教是指当胎儿能够感受到外面的声音以后，定时定期播放一些优美、舒缓的音乐，以达到安神怡心的一种教育方法，它有助于刺激胎儿神经系统的发育和音乐节律感。

尽管人们对胎教的作用褒贬不一，但可以肯定的是，胎教对父母是有益的。比如，在进行音乐胎教时，母亲在欣赏音乐的过程中，心情会保持愉快；在进行抚摸胎教和语言胎教时，夫妻在共同与胎儿用动作和语言进行交流的过程中，既能促进夫妻感情，为以后共同养育孩子打下良好基础，又可以缓解孕妇对怀孕和分娩的恐惧和焦虑情绪。这些益处对胎儿都是无形但又有深远影响的。也许正是这些在胎教过程中伴随的副产品，在不知不觉中触及了促进胎儿发育和发展的通路，使宝宝的潜能得到了超前的发展。

2. 如何养育小宝宝？

　　小宝宝在父母的期盼下终于出生了，他在父母的精心照顾下，神奇般地成长起来，一天一个样，不到两年的功夫，就从一个饿了就哭，吃了就睡，完全依赖成人的小生命，成长为一个会说话，能独立行走，有自己的兴趣和爱好的"小大人"了。婴儿从出生到 2 岁左右，虽然只占到生命历程的 2% 左右，但却是人生长发育中最繁忙最引人注目的时期。那么，在这个期间，婴儿究竟发生了哪些令人惊人的变化，这些变化呈现出一些什么样的特点，如何对这一阶段的婴儿培养和抚育，这是年轻父母十分关心的问题。下面，我们就一起来感受一下这一阶段的婴儿给我们带来的一个又一个的惊喜。

婴儿期的生长发育

　　婴儿刚出生时，并不是一个令人赏心悦目的小人儿，从产道里挤出来的头与肥墩墩的躯干与 弯着腿的下半身相比显得格外大，此外，皮肤也是皱起的，像个"小老头"。但不用几个月，婴儿就发生了一系列戏剧性的变化，越来越逗人喜爱了。

　　在这些令人惊异的变化中，感觉最明显的是身体形态的变

化。出生后的头 2 年，是人的身体发育速度十分迅速的时期。他们在出生的第一年，身高比出生时增长 50%，第二年时就高了 75%；体重也表现出类似的快速增长，到 5 个月时体重已达到出生时的 2 倍，到 1 岁时已经是出生时的 3 倍，而 2 岁时，是出生时的 4 倍。如果按照这个速度发展，一个人在成熟的时候，身高要超过 10 米，体重会比大象还要重。幸运的是，到 2 岁以后，婴儿的生长速度就开始降下来了，进入到相对稳定发展的时期，而只有到了青春期以后，生长发育才出现另一个新的快速增长阶段。尽管每个婴儿的生长期存在着很大的个体差异，但依然可以根据每个婴儿出生和生长的具体情况，对身体发育的状况进行估算。具体的估算方法是：对于 1～6 个月的婴儿，他的正常体重（克）为出生体重 + 月龄×600；而 7～12 个月的婴儿，体重（克）为出生体重 + 月龄×500；1 岁以后，体重（克）为年龄（岁）×4＋16。对婴儿身高的估算方法是：1 岁达出生时的 1.5 倍，2 岁时达 1.75 倍。根据这些指标，我们可以大致估算儿童身体发育的基本状况。

　　婴儿期的第二个令人惊异的变化是运动能力的变化。刚出生的新生儿只有一些条件反射式的动作，很快他们的运动技能就开始发展起来。首先发展的是一些简单的技能，称粗大动作，指婴儿对身体动作的控制，它涉及大肌肉群的活动，如坐、爬、站、走等。一般来说，婴儿 6 个星期后，就能抬头、举手投足；2 个月的时候，能在俯卧时用双臂支起上身；4～5 个月时能从仰卧到侧身；6～7 个月时候能独立地坐着；8 个月时能扶着椅子站着；10 个月时能独立站着，11～12 个月时就能独立行走。这些变化与我国民间"三翻六坐八爬"的说法较为接近。随后发展的是精细动作，即较小的动作。刚出生的婴儿几乎没有对精细物品的控制力，一开始，婴儿未加掩饰地

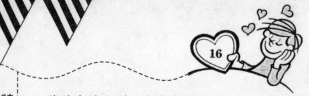

移动肩膀和肘进行抓握活动，后来就开始移动手腕，转动他们的手和协调他们的拇指和食指。婴儿的动作发展呈现出一定的时间顺序，现代心理学把这些顺序称之为里程碑事件，父母可以依据这些基本的成长里程碑判断孩子发展的快慢。（图1-2）

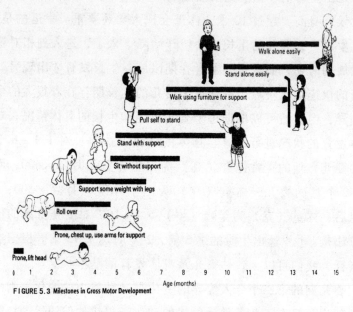

Walk alone easily

Stand alone easily

Walk using furniture for support

Pull self to stand

Stand with support

Sit without support

Support some weight with legs

Roll over

Prone, chest up, use arms for support

Prone, lift head

0　1　2　3　4　5　6　7　8　9　10　11　12　13　14　15

Age (months)

FIGURE 5.3 Milestones in Gross Motor Development

图1-2　婴儿期动作发展的里程碑

婴儿期的第三个令人惊异的变化是对世界感知能力的变化。传统的观点一般把婴儿看成是一个软弱无能、消极被动的个体，他们一生下来是一块"白板"，没有任何学习的能力。但随着研究方法的突破，发现婴儿的能力远远超出人们的想象。婴儿在很小的时候就能够对不熟悉的事物保持较长时间的关注，而对熟悉的事物则出现关注减弱的倾向；刚出生不久的婴儿就能表现出对某些特别的刺激物，比如鲜艳的色彩、运动的物体、物体轮廓线密集的地方或黑白分明处、正常人脸等的

偏爱，对所接触的外部事物有选择性。我国古代，当婴儿1周岁的时候，往往放一些日常用品在他的面前，让婴儿选择所喜欢的东西，以观测婴儿今后的志向、爱好，这种活动被称为"抓周"。从现代心理学的观点来看，"抓周"活动实际上只是检测了婴儿在1周岁时对某些颜色和物品的特殊偏好，并不具有对未来职业的预测价值，因此，未必有科学的道理，但也不妨把它作为一种民间信仰和游戏活动，给抚育婴儿提供一些生活乐趣。

　　婴儿期的第四个令人惊异的变化是语言的产生。刚出生的新生儿并不会说话，只有等到婴儿期结束时，婴儿才学会说话，成为一个有效的沟通者。正因为这个原因，在英语里婴儿（infant）这个词的意思就是"不会说话"，一旦婴儿学会了说话，就发展到幼儿阶段。在婴儿学会说话之前，婴儿的语言有一个发展变化的过程，婴儿在胎儿期间就表现出对母亲语音的特殊偏好，刚出生后不久就会用不同哭声与养育者进行交流，3、4个月开始使用简单发音或单音节词；3、4～8、10个月表现为连续音节或多音节；9、10～12个月为学话萌芽阶段。10～15个月间，婴儿平均每月掌握1～3个新词。这样到了15个月时婴儿就能说出一批词了，随后掌握新词的速度显著加快，19个月时婴儿已能说出约50个词。此后，婴儿掌握新词的速度进一步加快，平均每月掌握25个新词，这就是19～21个月时的"语言爆炸"现象。到36个月时，婴儿已基本上掌握了母语语法规则系统，成为一个颇具表达能力的"谈话者"。

　　婴儿期的第五个令人惊异的变化是对人的情感态度的变化。从刚出生到第6周，婴儿对任何人都没有特别的偏好，尽管他们能够嗅出母亲的味道，也能听出母亲的声音，但他们并

不介意被陌生人抱起。从第 6 周开始到第 8 个月，他们会表现出对熟悉人的特别偏爱，而对陌生人的拒绝和排斥，即人们常说的"认生"，标志着婴儿开始与某些特定的人建立特殊的情感关系。从第 8 个月到 2 岁左右，婴儿开始对特定的人，比如母亲产生强烈的依恋心理，也就是当母亲离开时，他们会哭闹，到处找母亲，表现出分离的焦虑。婴儿和特定的人建立情感的联系在心理学上称之为依恋，依恋是婴儿与养育者之间建立的一种积极的社会性情感，这种积极的社会性情感有助于婴儿发展同社会其他人之间的关系。

当然，父母还可以感受到一些变化，比如越是大的孩子，越来越不那么"听话"了，他变得越来越有"脾气"了。婴儿的这些变化并不是孤立发生的，而是相互关联的。可以想象，当年轻的父母以欣赏和发现的态度来体验婴儿的这一个个惊人的变化时，他们的内心将是多么的甜蜜和充实啊！

婴儿生长发育的基本特点

婴儿的生长和发育并不是毫无规则的，而是呈现出一定的特点和规律。美国心理学家格塞尔通过艰苦的观察，发现婴儿生长发育的一些特点和规律。

一是发展的方向性原则。无论是婴儿的生理发育，还是运动技能的发展，都呈现出从头到尾，由近至远的发展趋势。所谓从头到尾的发展趋势即婴儿的头部优先得到发育，然后再到躯体，最后发展到脚。运动能力的发展也遵循对头部的控制先于对手臂和躯干的控制，对手臂的掌控又早于对大腿的控制的基本原则。而由近至远的发展趋势是指身体发育顺序是先中间

后外周，对头、躯干和手臂的控制先于手和手指间的协调，动作由粗大动作向精细动作发展的基本趋势。这种发展趋势有利于优先发展对婴儿来说最重要的器官和能力，有利于婴儿早期的生存。（图1-3）

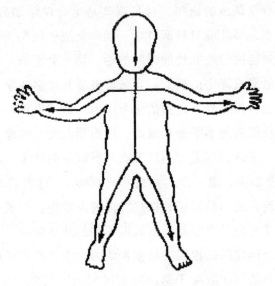

图1-3　身体和运动发展的直线倾向图

（引自李丹《儿童发展心理学》，华东师范大学

出版社1995年版）

二是相互交织的原则。人类的身体结构是建立在左右两侧均等的基础之上的。正是这种对称的解剖结构，保证了机体平衡的活动。对称的两边均需要均衡发展，才能达到有效组织的机能。儿童使用手时也有这种相互交替的现象，如起先使用一只手，然后两只手一起使用，接着更喜欢使用另一只手，然后两只手又一起使用，一直到形成固定的优势手（利手）为止。格塞尔注意到，对于人类而言，从一个角度面对世界可能更为

有效，因而导致一只手、一只眼、一条腿比另一只手、另一只眼、另一条腿占优势的结果。格塞尔相信，相互交织的原则具有广泛性，体现在各种活动之中，通过相互交织，使相互的力量在发展周期的不同阶段，分别显示出各自的优势，达到互补的作用，最终把发展引向整合并达到趋于成熟的高一级水平。

三是自我调节的原则。自我调节是生命现象固有的能力。格塞尔发现，婴儿能自我调节吃、睡和觉醒的周期。如果父母容许婴儿自己决定吃和睡的时间的话，婴儿会经历一段时间的波动，自己形成固定的模式。当父母教婴儿太多或学习得太快时，婴儿也会拒绝外部过强的学习压力。研究发现自我调节还能加强成长天性的不平衡和波动，即当婴儿突然向前进入一个新领域后，又会适度退却，以巩固一下取得的进步，然后再往前进。"进二步，退一步，然后再进两步。"这种进进退退的策略也表现在婴儿的情感和性格特征的发展中，形成一个有些年头发展得好些，有些年头发展得差些的波动现象。

四是个体成熟的原则。格塞尔认为，个体的发展取决于成熟，而成熟的顺序取决于基因决定时间表。儿童在成熟之前，处于学习的准备状态，也就是由不成熟到成熟的生理机制的变化过程。只有准备好了学习才会发生，而在未准备之前，父母应该等待儿童达到对未来学习产生接受能力的水平。成熟是通过一种发展水平向另一种发展水平突然转变而实现的。虽然格塞尔承认在同一水平内，儿童的行为会在水平的两端自我摆动，并在一定的时间内从低端达到高端，但不同的水平之间是不连续的。也就是说儿童的发展不达到某一个阶段，就不可能反映某一个阶段的行为特征。如果一项学习发生在婴儿还没有达到这一个发展阶段之前，这项学习是不巩固的。比如说，当孩子还不会走路时，你就教他跑步，实际上是不现实的。只有

建筑在结构变化上的学习，才是有效的和巩固的。因此决定最终学习效果的因素，取决于成熟。

尽管格塞尔的理论过多地偏重于自然生理成熟的因素，而对环境因素和婴儿的积极主动调节因素较为忽视，但是，他的这些观察却为婴儿的教育提供了客观的行为学依据。

如何对婴儿进行教育和引导

新生命刚出生的两年，既是对父母高度依赖的时期，也是可塑性很强的阶段。新生儿就像一张"白纸"，上面可以由养育者任意描绘生命的图画。如何描绘新生命的第一个重要符号，这既是一件令人兴奋和惊喜的事件，同时也是一件令人忧心的事件。特别是现在一对夫妻只有一个孩子，大家都不希望自己的孩子输在起跑线上，更加剧了如何养育孩子的焦虑。那么，如何对婴儿进行教育引导呢？格塞尔的同事阿弥士提出以下建议，他认为，不要认为你的孩子成为怎样的人完全是你的责任，你不要抓紧每一分钟去"教育"他。要学会欣赏孩子的成长，观察并享受每一周、每一月出现的发展新事实。要尊重孩子的实际水平，在孩子尚未成熟时，耐心等待。不要老是去想"下一步应发展什么了"，应该让你和孩子一道充分体验每一个阶段的乐趣。美国儿童心理学家怀特提出，在生命的头几年，有三个方面的目标是至关重要的：一是让婴儿有被爱、被关心的感觉；二是鼓励婴儿对外部世界的兴趣；三是帮助婴儿发展特殊技能。下面是一些具体的策略建议：

一是注意婴儿期间的营养和睡眠。婴儿期尽管有诸多的发展任务，但身体的发育和大脑的发育是至关重要的，婴儿期间

新生命处于生长的迅速发展时期，需要大量的营养和充足的睡眠。在婴儿刚出生时，母乳特别是母亲最初几天的母初乳对新生儿生长是十分有益的。母乳喂养不仅经济便宜，而且可减少新生儿过度肥胖的危险，降低和减少腹泻、呼吸道感染和其他细菌感染的发生，降低婴儿猝死的可能，并且有益于母子之间最初的情感联结，减少母亲得乳腺癌的风险等。要根据婴儿自然的生理发展规律进行养育，也就是在婴儿肚子饿时才喂奶，在他瞌睡时才让他睡觉，在他想玩时就让他参加社会游戏，不要强行打乱他们的活动规律。

二是注意和婴儿建立积极情感联结。婴儿期间内，虽然婴儿并不能用语言来表达自己的感受，但他们的感觉和知觉十分发达，与提供食物和喂养相比，他们对温暖柔软的环境和父母的抚摸和关爱显得更为依恋。因此，父母除了在生理需要方面很好地满足孩子的需要之外，还要经常抚摸、抱和逗孩子玩，要尽可能对婴儿的哭泣作出迅速反应。有不少父母担心对孩子太好，会惯坏孩子。其实大可不必担心，新生儿是惯不坏的。只是我们必须处理好关心和放任的区别，对孩子发出的信号立即作出反应是关心，但是如果对孩子有求必应，即使你觉得不应该那么去做也还去满足孩子的要求，就是在过度放任。孩子被惯坏往往是由于家长不能严格要求孩子去做与其年龄相称的事情，对孩子的行为缺乏必要的限制和指导所致。

三是要积极鼓励婴儿探索，为婴儿提供丰富的环境。在生命的头两年里，父母可以通过一些婴儿感兴趣的活动鼓励他们对世界进行探索。父母密切注意婴儿的各种信号，他们喜欢什么，不喜欢什么，什么东西可以吸引他们的注意。为了更好地鼓励探索，父母应尽量少用限制性设施。那些诸如婴儿护栏、有安全带的儿童椅或门槛之类的东西，能不用就不用，或不要

长期使用。约束探索会扼杀婴儿与生俱来的好奇心。父母要善于创造丰富化环境使婴儿有多样化的感觉经验，让孩子多看、多尝、多闻、多触摸东西，让他们看人、看颜色和听音乐。要经常和婴儿说话，从他们一出生就开始对他们说话。可以谈谈现在发生着的事情，比如你正在做什么，婴儿正在看的东西，以及你正在触摸的儿童身体的哪一部分，等等。要对他们发出的咕咕声、咯咯笑声以及每一个声音作出应答，而不仅仅是在他们哭的时候作出反应。婴儿和父母进行互动的次数越多，他们的语言和思维能力就发展得越快。（图1-4）

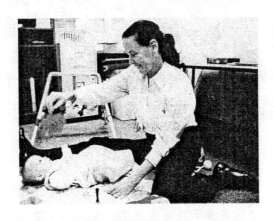

图1-4　丰富的刺激对婴儿成长是有利的

　　四是正确对待婴儿个体差异。婴儿的发育和发展呈现出一定的行为模式，只有到达一定的年龄后，婴儿才有可能出现相应年龄的行为。如果一个婴儿某种技巧比一般孩子晚，父母应该加以注意，并找出原因，如果是在正常范围内，父母则不必过于担心。因为在某个特定的发展过程中，孩子的某种能力可能出现得比较早，另一些能力则可能出现得比较晚。这种规律不仅在会爬和走等运动技能方面出现，而且在语言发展和认知

随时光而去

发展中也是如此。父母应该正确对待婴儿在不同领域中发展的独特性，特别是不要把自己的孩子与其他孩子进行比较，尤其是不要当着孩子的面说他如何不如别人。每个孩子有每个孩子的特点，父母应该尊重他们的特点。（图 1-5）

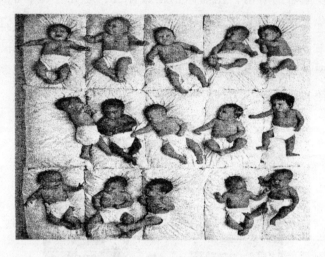

图 1-5 每个婴儿都是独特的

五是千万不要拔苗助长。为了不让孩子输在起跑线上，现在社会上有许许多多诸如零岁方案、小太阳计划、神童教育计划等婴儿培训班，这些培训班的有些项目对培养婴儿感受的丰富性是有益的，但是，不顾儿童成熟和发展的规律而试图培养出"超级婴儿"的做法是绝对错误的。把婴儿淹没在各种刺激、识字卡片和运动训练之中绝不是丰富化，而是强迫式教育，即以成人决定的速度强迫儿童加速学习。强迫儿童学习阅读、算术、体操、游泳或掌握音乐技能往往会使他们感到厌烦和压抑，就像在温室里强迫植物早开花一样，对正常的发展是有害的。强迫式教育既昂贵又没必要。有些父母控制着孩子的

一切，规定孩子玩什么和学什么，好像自己尚未入学的孩子已经登上了通往名牌大学的快车。实际上，他们是在以牺牲孩子为代价来满足自己的意愿。真正丰富化的环境，是能对儿童的好奇心和兴趣作出适当反应的环境，而不能让儿童感到自己是被逼着做这做那。

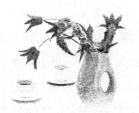

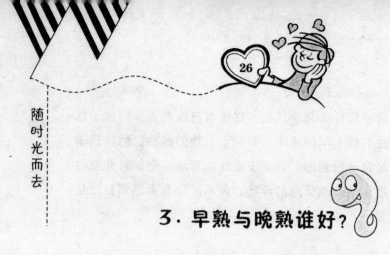

3．早熟与晚熟谁好？

"好雨知时节，当春乃发生，随风潜入夜，润物细无声。"这是我国唐代大诗人杜甫的一首脍炙人口的诗，它描写的是春天的及时雨对万物的滋润，说明恰当的时候来的及时的雨水对作物生长的作用，看来，在自然界中，适时、适宜是一种最高的境界。那么人的发育又是如何呢？由于人的发育存在着很大的个体差异，必然有一些人发育早一些，而另外一些人又发育晚一些，发育早和晚会对他们的心理和今后的发展产生什么样的影响呢，如何看待这种不平衡现象呢？

早熟和晚熟现象的产生

发展心理学所说的早熟与晚熟主要指的是青春期的发育问题。如前所述，人的生理发育有两个高峰期，第一个发育高峰期的年龄是 0～2 岁，这个期间婴儿的发育就像气球充气一样，发生着急剧变化。第二个发育高峰期的年龄是 11～13 岁（女）至 13～15 岁（男），这个年龄阶段属于青春期发育期。由于青春期的发育是以性的发育为特征的，因此，也有人把早熟和晚熟现象特指性发育的早熟和晚熟，至于人们在日常生活中经常说某个人早熟和晚熟，主要是指这个人知道了不是他这

个年龄段的人所应了解的东西或到了某一个年龄段还不知道这个年龄应该知道的东西，其内容大多涉及两性之间的关系。因此，早熟和晚熟也可能是一个带有贬义的词汇，表明个体在某些方面不合适宜。

进入到青春期以后，青少年身体形态发生了急剧变化。青春期身体的发育有几个明显的特征：一是身体形态的变化。由于人的生长发育遵循着先发育头部，然后是上身，再到下肢的发展规律，身体发育在儿童期间头部和上身得到了优先发展，到青春期后，身体发育开始发展到下肢部分，因此青春期少男少女的下肢部分发育最为明显，使得这一期间的青少年出现个子瘦高、腿长，似"豆芽菜"的体形。二是面部特征变化。进入到青春期后，儿童的面部特征逐渐消失，以前较低的额部发际逐渐向头部及两鬓后移，嘴巴变宽，嘴唇变丰满，成人的轮廓依稀可见了。三是第二性特征的显现，婴儿刚出生时，人们主要根据生殖器官来鉴别婴儿的性别，这就是所谓的第一性特征。进入到青春期以后，人的生殖系统开始发育成熟，女孩子的乳房变大，阴毛出现，声音变细，开始出现月经；而男孩子开始长胡须、出现喉节、声音变粗、出现遗精现象。经过一系列变化，青少年的生殖系统日益成熟，成为一个具有生育能力的成熟的人了，即第二性特征的出现。

青春期的发育并不是匀速进行的，而是有早有晚，并且存在着较大的个体差异。在我国，女性的青春期发育一般开始于10～12岁，男性的青春期发育一般开始于12～14岁。如果女孩不到10岁、男孩不到12岁就开始青春期的发育；而女孩到13岁以后，男孩15岁以后还没有开始青春期的发育，那么，这些孩子的青春期发育就与一般正常孩子青春期发育在时间上存在着一定差异，一般来说前者可称为早熟，后者可称为晚熟。

与一般正常孩子青春期发育时间相差不大的青少年并不会有多大的问题,但如果偏差太大,比如说如果女孩不到 8 岁、男孩不到 10 岁就开始青春期的发育;或者女孩过 14 岁、男孩子过 15 岁还没有开始青春期的发育,那么就有可能是青春期生理早熟或晚熟现象,应到医院进行专门的诊断鉴别和治疗。我们这里讲的早熟和晚熟主要是指正常的早熟和晚熟,也就是与一般普通正常孩子相差不太大的早熟和晚熟现象。由于青春期的发育本身是一件令青少年十分困惑和烦恼的事件,而提前或推后的青春期发育,又给这些青少年增加了新的烦恼。(图 1-6)

女孩	平均年龄	年龄范围	男孩	平均年龄	年龄范围
乳房开始发育	10	8~13	睾丸开始增大	11.5	3.5~13.5
体重开始快速增加	10	8~13	阴毛出现	12	10~15
阴毛出现	10.5	8~14	阴茎开始增大	12	10.5~14.5
力量快速增长的顶点	11.6	9.5~14	体重开始快速增加	12.5	10.5~16
体重快速增加的顶点	11.7	10~13.5	首次遗精(排精)	13	12~16
初潮(第一次月经的发生)	12.5	10.5~15.5	体重快速增加的顶点	14	12.5~15.5
达到成人身高	13	10~16	胡须等面部的毛发以及体毛等开始生长	14	12.5~15.3
乳房发育结束	14	10~16	声音开始低沉	14	12.5~15.5
阴毛生长结束	14.5	14~15	阴茎生长结束	14.5	12.5~16
			力量快速增长的顶点	15.3	13~17
			达到成人身高	15.5	13.5~17.5
			阴毛生长结束	15.5	14~17

图 1-6 北美女孩和男孩青春期发育比较

青春期早熟对发展的影响

那么，早熟到底会给青少年带来什么样的影响呢？一般来说，早熟对男孩的影响是积极的。因为按照自然生理发育的规律，在青少年发育过程中，一般女孩要比男孩提前发育 2 年左右，早熟的男孩可能正好能与同龄的女孩达到相一致的发展水平。与晚熟的男孩相比，早熟的男孩相对于他们的年龄来说显得比较高大。他们更为强壮有力，动作更为协调，所以他们在体育运动中更加得心应手，比较容易在体育运动的竞争中获得优胜；而他们的运动技能则会提高他们的威信和地位。他们在与同伴的交往中有很大的社会优势，他们更多地参加学校的课外活动，并且常常被选为领导角色。早熟的男孩也往往表现出对女孩更感兴趣，更受女孩欢迎，因为他们更有形，社会兴趣和技能更为老到。早熟的男孩也更容易受到老师的信任，被委以班级和学校的领导职务，得到更多的发展和锻炼的机会，而这些又促进了他们的发展。

与之相反，对青少年女孩来说，早熟并不像男孩那样是一件好事。由于女孩通常都比男孩早两年进入青春期，早熟的女孩则更是超前了。由于她们个子长得高，性方面更加成熟，所以她们往往会感到尴尬和不自在，她们的自尊受到消极的影响。早熟者体重比她们的朋友重一些，这一点在大多数的青少年女孩看来也绝非好事。由于有这样一些压力，并且由于早熟的女孩更可能会和年龄较大的男孩混在一起，所以她们出现各种行为问题的风险就大大增加了。她们更可能吸烟、酗酒、出现饮食障碍。她们的身体可能会招来男性的关注，使她们更早

去约会，因此，也可能过早卷入性行为。早熟的女孩更可能遇到诸如焦虑和抑郁这样的内化问题。她们也更可能在学校遇到失败，在成年后其职业成就也较低。显然这是其社会性及认知的不成熟与过早的生理发育混合的结果，早熟的女孩容易受到诱惑而沾染问题行为，并且没有意识到这对她们的成长可能带来长期的影响。早熟的女孩如果建立了更多的异性友谊，她们可能更容易遇到心理上的困难和出现问题行为。

青春期晚熟对发展的影响

与早熟对男孩子的影响相反，一般来说，晚熟对男孩的影响显得更为消极。由于男孩一般青春期发育比较晚，而晚熟的男孩又比一般的男孩要晚一些，一个在 15 岁时还没有开始青春期发育的男孩比起早熟的男孩来，身高和体重都差很多。伴随身材上的差异，他们在体格、力量和协调方面的差异也非常明显。由于身材和动作协调在社会接受方面的作用非常重要，所以晚熟者会形成消极的自我知觉和自我概念。他们的典型的特征是缺乏魅力，不受欢迎。他们更好动、专横、反叛父母。他们会有不自在感，觉得遭到拒绝，依赖性比较强。由于他们受到的社会拒绝，他们会变得自我意识更强，也许会表现出退缩。晚熟的男孩会受到由晚熟引发的自卑的困扰。晚熟的男孩有时会通过变得过分依赖他人，或者变得过分渴求地位和注意，来获取一种过度补偿。另一些时候，他们会试图通过貌视、袭击或取笑他人或者通过引起注意等，来补偿他们的不自在感。很典型的是，他们会高谈阔论，别人稍一挑衅他们就动手打架。这些早期的负面社会态度所产生的影响可能会一直持

续到成年期。研究已经发现，大多数晚熟的男孩延迟了成年期的心理承诺，比如晚婚，并且由于他们挣钱较少，所以对自己的职业地位也缺乏安全感。极端情况下，由生理因素引致的生理发育迟滞会引发社会性发展的迟滞，并一直影响他们日后的生活。

与晚熟对男孩的影响相比，晚熟的女孩相对要积极一些，但由于发育较晚，晚熟女孩在社会交往上明显地处于不利地位，她们看起来像是小姑娘，在男女生聚会以及组织社会活动的时候，她们往往被撇在一边，大家对她们视而不见。到14～18岁时才出现月经初潮的女孩，也很可能比较晚才与人约会。结果，晚熟的女孩可能会妒忌那些已经发育成熟的朋友。她们一般与正常发育的男孩处于同一水平，所以通常是以这些人为朋友。然而她们回避规模较大的、男女混合的团体，她们的活动也反映出她们对年龄小一些的团体更感兴趣，她们和这些团体在一起的时间更多。晚熟的女孩具有的优势是，她们不会像早熟的女孩那样遭到父母及其他成年人的尖锐批评。而她们主要的不利之处似乎是由于她们生理上的相对不太成熟，在社会交往中暂时处于不利的地位。

如何看待早熟与晚熟现象

正如杜甫的诗中所揭示的道理一样，适宜也许是青少年发育的最佳模式。关于青春期发育起始时间的最新研究表明，只要是不合适宜的，无论是早还是晚，也无论是对男孩还是对女孩，都是可能带来问题的。早熟和晚熟对青少年的影响并不是绝对的，早熟对男孩未必总是积极的，而晚熟对女孩也未必就

积极，关键在于如何看待早熟与晚熟。

"另类假设"提出，青春期开始的时间不合适宜，无论是早熟还是晚熟都会给青少年的适应社会带来困难，因为它把青少年放到了社会性发展的"另类"中。而"发展阶段终结"的假设提出，早熟让青少年很容易遇到发展困难，因为早熟可能会引发青少年的某些角色和活动（比如约会），而这些角色和活动所需要的技能在早熟的青少年身上还没有形成。尽管每个青少年所遇到的问题不尽相同，并且受到成熟速率与性别交互作用的影响。但是，与自己的同伴步调不一致是会带来混乱和压力的。由这些混乱和压力所产生的行为不当可能表面上看起来是相似的，但是同样的行为对于早熟和晚熟的青少年来说却可能是有不同动机的。研究者发现，在早熟和晚熟的男孩中犯罪率都比较高，但是他们犯罪的原因可能是不同的，早熟者是由于受年龄较大的同伴的怂恿才去干这些坏事的，而晚熟者则是为了提升自尊和赢得社会地位。所有的青少年都希望得到同伴的喜欢和尊重，为了使自己赢得大家接受，他们会做一些具有补偿作用的事。

研究者们对早熟和晚熟者进行了追踪研究。一些研究表明，到成年期中期以后，青春期早熟和晚熟所表现出来的优势仍然表现得非常明显。在 38 岁时，那些在青春期成熟较早的男性，他们的社会威望仍然可以从他们娴熟老练的社交能力和自控能力及负责任的行为中观察到。在青少年时经常试图通过搞些玩笑和其他滑稽动作来弥补体形矮小之不足的那些成熟较晚的男性，他们的行为随着时间的推移变得更加冲动和武断。但也有一些研究提供相反的例子。许多在青少年时期成为人们瞩目焦点的早熟男孩和晚熟女孩都会表现出固执僵化、不够灵活、因循守旧和有点牢骚满腹。相比之下，那些生活在压力中

的成熟较晚的男孩和成熟较早的女孩子却常常能发展成独立、灵活、认知能力强而且对自己生活的各方面均满意的人。

那么，为什么会出现这种相反的结果呢？研究人员提出了两个假设：一是"角色期待假设"，由于早熟男孩在各方面显得更为成熟，成人对男孩提出了更多的期望，希望他们举止像个成年人，并且承担起相应的责任。不幸的是，有些早熟的男孩却未能好好地利用他们所得到的自由。因为父母不再那么紧盯他们，所以他们往往有更多的时间和年龄更大的伙伴一起玩，结果早熟的男孩比其他人更有可能去做违法犯罪的事。而对于晚熟的女孩来说，由于她们较少引起人们的关注，她们的很多能力受到了忽视，没有得到充分地发展。另一个是"社会建构假说"，也许是这些早熟男孩和晚熟女孩由于在青春期发展太顺利了，一切又得到的太容易了，他们没有能够提高自己解决问题的技能，而这些技能正是他们解决未来生活中出现的问题所需要的。相反，那些青春发育较晚的男孩和发育较早的女孩，由于在青春期遭受更多的痛苦，这些痛苦经历很可能迫使他们积极发展自己的社会技能，为成功进入社会进行积极的准备，这些因素对他们树立明确目标和培养自己更大的毅力起了作用。

看来，早熟和晚熟对青少年的影响并不是那么绝对，关键在于个体如何看待青春期这种特殊的生理现象，以积极的态度来应对生理变化对心理产生的冲击。

如何应对青春期的早熟与晚熟

青春期的早熟和晚熟是青少年成长过程中不可避免的客观

现象，但由于社会对青春期生理发育的评价和个体对生理发育的主观期待存在着十分大的差异，青少年本身对早熟与晚熟的自我感受也存在着很大的差异，因此，即使是适宜发展年龄的青少年，也同样承受着早熟、晚熟的心理压力，那么如何应对青春期的早熟和晚熟呢？

一是要对青春期发育保持高度敏感。青春期发育对于人的一生来说，是影响深远极为重要的生活事件，它直接关系到青少年的生长发育和人生幸福，因此家长和教师要对处于青春期的青少年发育、发展保持高度的关注和敏感。一旦发现自己的孩子和学生生理发育过早或过晚，并且出现明显的生理特征，应及早地带孩子到相应专科医院检查和治疗，以争取良好治疗时机。同时，由于青春期发育发生以后，青少年尽管生理已经发育成熟，但心理还处于相对不成熟和不稳定阶段，容易受到各种外界因素影响和受到各方面的伤害，因此，家长和教师也应保持高度的警惕性。

二是尽早开展青春期性教育。在现代社会，由于人们生活水平的提高和文化生活环境的日益丰富，儿童和青少年接收各种社会信息的渠道和途径呈现出多样化的趋势。据国内外学者研究，近百年来，世界上多数国家儿童、青少年呈现出性发育逐渐提前的趋势，比如西方女子在 1840 年的平均初潮年龄为 16 岁左右，到 1980 年已经降至 13 岁左右，现在则处于相对稳定的阶段。我国正处于社会结构急剧变化、人民生活条件发生迅速改变的时期，各种因素容易诱发青春期性发育的提前发生。因此，对青少年及早进行青春期性教育，使青少年在进入青春期发育之前，就能对青春期发育的基本知识有客观的认识是非常必要的。至于青春期性教育提前到什么时间适宜，并没有固定的时间。在我们看来，对于性教育，应是越早越好，只

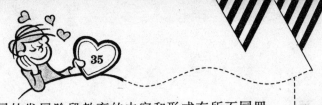

是不同的时期、不同的发展阶段教育的内容和形式有所不同罢了。

三是消除对早熟和晚熟的消极心理定势。青春期的早熟和晚熟对青少年的影响并不一定都是消极的，但对于处于成长过程中的青少年来说，不合适宜的性的特征的到来，都会引起青少年内心的困惑和恐慌，导致心理上的变化。对于青少年来说，要消除对早熟和晚熟的消极心理定势，以客观自然的心态迎接青春期的变化。对于家长和老师来说，要十分敏感地发现自己孩子或学生的细微的生理变化，提供及时的指导，以消除青少年对成长的诸多焦虑，帮助青少年以成熟和理性的方式来应对青春期的生理现象。同时，也要尊重和善于区分不同孩子或学生的不同个体发育的差异，鼓励他们积极健康成长。

四是积极发展健康的友谊和同伴关系。在青春期的发育过程，乃至整个青少年的成长过程中，同伴关系的发展对青少年自我的形成和社会性情感的发育起着重要的作用。处于青春期的青少年由于生理的变化，使他们对自我形象十分敏感，他们十分在意周围同学和同伴的评价，如果他们成长在一个良好的、积极的同伴环境中，青春期的生理变化带来的心理压力会有一个积极的宣泄渠道，有助于他们人格的发展；相反，如果在不良的同伴环境的影响下，则出现偏差的可能性就会变大。因此，家长和教师要积极营造和构建适宜青少年发展的成长环境，帮助他们发展积极健康的友谊，培养良好的理想情操和积极生活态度。

4. 男人也会有更年期吗?

　　曾经有一个流传十分广泛的小品,反映的是女性的更年期的问题。一对中年夫妻,妻子到了更年期,生理有反应,心情烦躁,对丈夫动辄发脾气,家务事一概不管。为了帮助妻子度过更年期,丈夫承包了所有的家务,对妻子的颐指气使忍气吞声,百般奉应。过了一段时期以后,妻子的更年期结束了,回想更年期阶段自己的表现,感到十分惭愧,对丈夫表示歉意。哪知丈夫此时已是忍无可忍,跳起来大声喊道:"不用说了,我的更年期来了!"小品的戏剧化结局让人忍俊不禁,捧腹大笑。但是在笑过之余,又不禁要问,更年期真的是那么可怕吗?男人也有更年期吗?

女性的更年期

　　发展心理学所说的更年期,指的是成人从中年向老年的过渡时期,取自年龄变更之意。如果我们把人的一生按照生命年龄的中间进行对折,那么会发现一个非常有趣的发展轨迹,在生命的前半段,个体生命的主要特征是发育与成长,成长的过程中有一个从儿童到成年的过渡阶段,我们把它称之为青春期。而在生命的后半段,生理机能呈现出维持到衰老的趋势,

也有一个从成年向老年转化的过渡期，这个过渡期就是更年期。不管是青春期的过渡，还是更年期的过渡，有一个明显的标志就是生育能力的形成或衰退，因此，更年期也是个体在生育能力衰退方面经历巨大转变的标志。

由于女性承担着生育下一代的特殊任务，因此，女性的更年期显得更为明显，人们也一般把更年期作为女性生理变化、心理变化的代名词。女性的更年期一般出现在 45～55 岁，其主要特征是月经停止和生育能力的丧失。正如青春期青少年性发育会出现早熟和晚熟一样，更年期的出现也有早有晚。早的在 40 岁之前就已经绝经，大约占 10%，而晚的在 55 岁以后还有月经。女性月经停止的平均年龄是 52 岁。关于月经停止的早与晚的原因，目前暂无科学解释，也许和个体身体状况、营养、生活方式和疾病存在着较大的关联。月经停止意味着生育能力的丧失，与此同时，女性的生殖器官也开始逐渐萎缩，其他与雌性激素代谢有关的组织也随之退化。对于渴望年轻漂亮的女性来说，更年期确实是一件令人烦恼的事件。

更年期是一个客观的生理过程，在这个过程中，由于内分泌机能减弱，特别是性激素的分泌显著下降，神经系统处于不稳定状态，个体适应环境的应激能力下降，因此比较容易出现身体上或心理方面的不平衡和失调。同更年期出现的早和晚存在着个体的差异一样，个体在更年期间的反应程度也各不相同，大多数女性在更年期都不会有大的明显的反应，与一般人们对更年期的消极评价相反，据最近研究成果，大多数健康妇女对绝经并没有特殊的感觉。传统观点认为绝经会对妇女产生抑郁或其他负性情感反应的消极作用，主要是基于女性在子宫切除后会提前绝经或曾经有过抑郁史的事实，但是这些妇女并不具有代表性，根据许多对总人口中随机选样的大量健康妇女的调查结果，多数妇女都将绝经看做一种解脱，因为绝经后再不用担心怀孕或来月经了。大多数人仅有一点暂时令人烦恼的症状或者没有特殊的感觉，只有3%的人报告说对进入绝经期感到遗憾。但也有10%左右的女性反应较为强烈，其主要表现是：有潮热感、偶发性枕部或其他部位的疼痛、出汗、头痛头昏、血压波动、阵痛性眩晕、精神易疲乏、失眠、情绪不稳定、易激动、感觉过敏或迟钝、易怒、焦虑、忧郁、猜疑、记忆力减退、精力不集中、耳鸣等。更有极少数女性因为更年期的因素而出现更年期抑郁症和其他一些症状。对于这些女性，其更年期的现象更明显一些。人们通常所说的更年期综合征，指的就是10%左右的女性因更年期出现的特异的生理心理反应。

男性的更年期

那么，男性是否像女性一样也有一个令人烦恼的更年期呢？根据传统的观点，由于男性并没有像女性那样绝经的现象，男性的生育能力能维持到老年阶段，因此，男性并没有生理意义上的更年期，更年期是女性所特有的现象。但随着研究的深入，人们越来越多地认识到，其实男性也有更年期。

男性的更年期比女性出现的要稍晚，一般出现在 55～65 岁之间。由于男性没有女性绝经和丧失生育能力这样明显的标志性事件，因此，男性的更年期一般并没有比较明显的生理表征。但是，这并不是说男性就没有任何更年期的迹象，事实上，进入到成年中期以后，男性的荷尔蒙开始以每年1%左右的速率衰退，随着男性荷尔蒙分泌的下降，睾丸会逐渐萎缩，

性功能也由盛到衰，出现以性功能减退为主要表现的一组临床症状。大多数男性没有丧失生育能力，但精子数量减少，生殖能力大大减弱，而且剩余的精子很容易产生基因突变，从而增加了老年父亲所生孩子患上某种疾病的风险。据有关研究表明50 岁以上的父母所生孩子患精神分裂症的风险是 25 岁以下父母所生孩子的 3 倍。男性的身体机能也会出现一些变化，比如身体脂肪增加、肌肉质量及强度下降、身高下降以及活力减弱等。

除了性功能的衰退和身体机能的变化以外，少数男性在更年期期间会出现一些类似女性更年期的心理反应，比如失眠、不安、易怒、头痛、记忆力减退、注意力不集中、燥热、心血管功能不稳定、紧张恐怖、易疲劳等症状。男性更年期的心理反应有一定的生理基础，因为更年期是人体机能的调节阶段，内分泌水平不平衡，这个阶段对环境的应激能力会减弱，容易出现各种各样的身体方面的问题，影响心理的波动。但与女性不同的是，男性更年期的心理波动主要源于心理和社会方面的原因。因为这个阶段，正是男性逐渐从自己的职业发展的顶峰阶段开始回落的时期，或处于由领导岗位退居下来的时期，面临着退休、退居二线以及下岗等社会压力，个人职业发展、家庭关系、子女教育和社会评价等诸多因素的变化需要及时作出调整，各种矛盾和问题纷至沓来，容易造成心理的压力和情绪方面的问题。

总之，作为人的自然老化现象的更年期生理现象，是每个人在生命历程中都无法回避的客观生理现象，只是男性和女性由于生理结构特点不一样，所表现出更年期反应的方式不一样。如果说女性的更年期是一种突发的显性的变化，那么男性的更年期则是一种渐进的隐性的变化，尽管在程度和表现方式

上存在着差异，但无疑都存在着这样一种客观的生理过程。

如何度过更年期

尽管更年期并不像传统观点认为的那样令人畏惧和可怕，但毕竟它是个体从成年向老年的过渡阶段，是一个人的生理机能由盛变衰的标志，它提醒人们自己已经不再年轻，这本身就是一件令人伤感的事情，因此，如何调节好更年期的心情，平稳渡过更年期，是每个人人生中不可回避的课题。

首先，要接受更年期变化的客观事实。更年期是每一个人在生命历程中都要经历的一个生理阶段，它是自然的生理现象；不管你喜欢不喜欢、愿意不愿意，它总是会伴随着人的发展进程到来。我们没有办法阻止更年期的到来，那么最好的办法是以开放的心态迎接它的到来，只有接受了个体生理变化这个客观的事实，个体才能够在这个基础上，根据自己的生理发展状况，对自己的未来作出合理的规划。如果我们拒绝更年期的到来，或者否认更年期到来的客观事实，只能使更年期的生理、心理影响变得更强烈；只有接纳了它，慢慢地学会与它和谐相处，更年期的各种问题也就变得自然而然了。

其次，消除对更年期的不合理的偏见。更年期虽然并不是一件积极的生活事件，但是，与人们的传统观念相反，它也并不是一件绝对负性的生活事件。对于女性来说，绝经并不像大多数女性以前想象的那样是消极的经历。有所得必有所失，绝经的妇女由于消除了怀孕及月经的烦恼，也许能更好地提升生命的质量。对于男性来说，更年期的变化时时提醒男性，对学习和工作采取更加合理的态度，更好地运用智慧而不是体力来

处理问题。而一旦消除对更年期的不合理偏见，更年期也许并不像人们想象的那样可怕了。

再次，不断提供心理支持。更年期毕竟是一个人身体和心理相对较为脆弱的时期，注意更年期的营养和生活方式是至关重要的，但最关键的在于以积极健康的心态来应对更年期的心理反应，保持精神愉快。由于更年期的男性的心理反应主要来自心理和社会方面，因此，与女性相比，更年期的男性更需要得到家庭和周围人的关心和理解，这正好印证了一句广告词，"其实男性更需要关怀"。更年期的男性也需要不断地肯定和激励自己，给自己提供心理和精神支持，不断地提升自己的追求目标，以积极健康的心态来化解生活中的不平衡和不如意，维护心理健康。

最后，做好进入老年期的准备。更年期的到来是一个积极的信号，标志着老年期的步伐已经悄悄到来了，按照传统的观点，老年似乎是一个充满失意、不安和无助的阶段，这实际上是强加给老年人身上的一种消极刻板的印象。事实上，随着人民生活水平的提高，人的平均寿命的延长，老年期已经成为人的生命历程中最长的一个发展阶段，老年并不是无助的、不安的和充满失意的，而可以是一个充满智慧的、安全的和充满希望的阶段。由于摆脱了繁重的工作的束缚，很多老年人开始根据自己的兴趣和特长进行生活，显得更加轻松和愉悦。因此，消除对老年生活的刻板印象，积极为更丰富多彩的老年生活做准备，成了更年期间应考虑的重要人生任务，也许渡过更年期这个年龄的变更阶段，人们又会发现，生命中的第二个青春又开始了。

5. 人的寿命到底有多长？

一个人无论如何注意保养自己，终难免一死。生命是如此短暂，生命对每个人又是如此之珍贵，如何延长自己的生命就成了千百年以来人们一直梦寐以求的目标。古往今来，有多少人梦想着长生不老，秦始皇甚至派数千名童男童女前往东海寻求长生不老药，而一代英武皇帝唐太宗为了追求长生不老，误服丹药，中毒而亡。那么人的寿命到底有多长？如何看待人的生命历程呢？

人的预期寿命

对人类寿命预测的研究主要来自于生物学方面的研究，一般来说，动物的寿命与其生长期有十分直接的关系，哺乳动物的寿命一般为生长期的 5~7 倍，如老鼠的生长期为 2~4 个月，寿命约为 1~2 年；狗的生长期为 2 年，寿命是 10~14 年；马的生长期为 5 年，寿命为 30~40 年；牛的生长期约为 6 年，寿命为 30~42 年；猿的生长期为 12 年，寿命是 50 年左右。根据这种方式推断，人类生长期约为 20~25 年，那么，自然寿命应为 100~175 岁。

20 世纪 70 年代，随着分子生物学的发展，人们开始从组

成人的基本单元的细胞的分裂过程来对生命进行预测。美国学者哈费里克发现细胞分裂的最大量为 75~80 次，细胞分裂的能力随着年龄的增长而有下降的趋势，哈费里克发现从 50 多岁到 70 多岁老年人身上的细胞分裂少于 75~80 次，而当人变得更老时，细胞分裂能力下降更为明显。哈费里克并没有发现细胞为什么变死的原因，直到最近几年，科学家们才发现，原来致使细胞死亡的元凶就在于染色体的顶部的端粒，端粒是覆盖在染色体上的，每一次细胞分裂，端粒就变得越来越短。大约经过 70~80 次的复制，端粒大大减少，细胞就不能再分裂。基于细胞分裂的方式，哈费里克设置的人生命潜力的上限是 120~125 岁。

然而，在现实生活中，大多数人的寿命都小于人的自然寿命，据资料统计，我国夏商时代人的平均寿命只有 18 岁；秦汉平均寿命为 20 岁；唐代平均寿命为 27 岁；宋代平均寿命是 30 岁；清代平均寿命为 33 岁。古代一般高寿在 60 岁左右，超过 70 岁的人并不多，所以有"人生七十古来稀"之说。1949 年以前，我国人的平均寿命为 35 岁。中华人民共和国成立以后，人均寿命增长很快，1957 年全国人的平均寿命为 57 岁；1981 年平均寿命为 58 岁；1988 年平均寿命为 68 岁；1997 年平均寿命为 70 岁；2005 年平均寿命达 72 岁。

欧洲中世纪人平均寿命只有 29 岁。进入 20 世纪，尤其是第二次世界大战结束后，全世界人口的平均寿命有了较大幅度的增长。据联合国公布的资料显示，在 1950 年至 1955 年期间，世界人口的平均寿命 46.5 岁，其中发达地区的平均寿命为 66.5 岁，而最不发达地区的人口平均寿命仅为 35.5 岁；而 1995 年至 2000 年期间，世界人口平均寿命达 65.4 岁，其中发达地区平均寿命达 75 岁，而最不发达的地区平均寿命也达

50.8 岁，也就是说世界人口平均寿命在过去 50 年间已经提高了整整 19 岁，而最不发达的地区平均寿命也提高了 15 岁。另据日本厚生省公布，2005 年日本女性的平均寿命达 85.52 岁，居世界第一位；男性的平均寿命为 78.56 岁，居世界第四位。与 2000 年相比，日本女性和男性的平均寿命分别延长了 0.92 岁和 0.84 岁。

虽然在人类社会发展历史上，超过人的自然寿命上限的人并不罕见，但一般来说，人的平均寿命不仅没有达到寿命的上限，而且与之相差甚远，那么，究竟是哪些因素影响着人的寿命的自然实现呢？

影响寿命的因素

影响人的寿命的因素十分复杂，它既与人的生命构成、人种素质、遗传因素、自然条件和社会环境密切相关，也与个人生活方式、人生发展等因素相联系，要彻底揭示人类寿命的奥秘，还有待未来科学的发展和对生命现象的认识与把握。以下一些因素是十分重要的。

一是生理结构方面的因素。英国学者巴封通过比较人类和其他哺乳动物之间的区别，认为人类之所以没有达到其自然寿命，其主要原因是：（1）运动姿势变化。人类从爬行进化到双足直立行走，骨骼、关节、肌肉、韧带等运动幅度缩小，脊椎易患病。（2）呼吸方式改变。哺乳动物为腹式呼吸，肺活量大。人类胎、婴儿以腹式呼吸为主，学会走路后改为胸式呼吸为主，大部分肺细胞闲置，肺功能退化，影响长寿。（3）消化功能萎缩。人类消化功能明显退化，咀嚼能力下降，吞食

能力几乎丧失，易出现代谢等疾病。（4）循环功能退化。舒适环境使人类变懒，生活方式不良，心血管锻炼少，全身微循环系统退化，心脑血管易硬化。另外，人类神经系统和智力高度发达，心理情绪却复杂、恶化，饮食失衡、免疫力下降，都是人类短寿的因素。

二是遗传因素。无数研究表明，人的长寿与家族遗传素质有直接的关系，那些家庭中有长寿基因的个体，其寿命要高于一般人的平均寿命。在现实生活中，我们不难发现长寿往往出自一个家族，甚至一个家庭。如日本长寿村最高寿者有 190 多岁，其妻子、儿子、孙子都在 100 岁以上。有这样一个笑话，有一位记者要到一个长寿村去采访，他碰到一位 101 岁的老人，认为这已经是非常长寿了，于是便作好采访准备，想问一下长寿的秘诀，哪知这位老人一笑，说你去问一下我爷爷吧。

三是生活方式。生理因素和遗传因素虽然在影响人的寿命的过程中发挥着重要作用，但这些因素并不是绝对的。生活方式和生活习惯对人的寿命产生着积极影响，无数长寿老人长寿的秘诀都表明，积极地应对生活，健康的生活习惯，乐观的生活态度，和谐的生活环境是长寿的一些基本条件。我国古代帝王生活条件不能说不优越，但生活方式和生活习惯却极度不健康，因此寿命一般都非常短，相反，古代知识分子和学者却保持着良好生活方式，因而长寿者不乏其人。有人对历代皇帝平均寿命进行了统计，秦朝皇帝只有 36.5 岁；汉代皇帝只有 37.1 岁；晋朝、南朝（宋、齐、梁、陈）皇帝 37 岁；隋唐五代帝王 47.7 岁；宋元帝王 46 岁；明清帝王 46.5 岁。而著名学者：孔子 72 岁；孟子 83 岁；庄子 85 岁；墨子 92 岁；荀子 75 岁；老子 165 岁（待证实）。有人统计了自秦汉以来 3 088 位著名知识分子，其平均寿命为 65.18 岁，远远高于一般人的

随时光而去

寿命。这些都表明生活方式与寿命息息相关。

四是保健因素。人的寿命虽然与生理结构、遗传因素、生活方式等相关，但要想获得高寿，除了客观条件的具备和生活方式良好等因素以外，还需要有一些特别的素养。俗话说，能做非常之事的人，必有非常之处。高寿者虽然自然天成，但也存在着诸多的养生智慧。我国古代是一个十分注意养生的国度，养生理论种类繁多，但以道家和医家的养生理论和实践最为丰富完善。因此，与其他群体相比，我国古代道家和医家向来高寿。有学者统计，中国古代著名道家可知生卒年的25人中，百岁以上3人，占12%；70岁以上19人，占76%；著名医生34人：百岁以上1人，占总人数3%；70岁以上31人，占91%。有人对《中国医学名人志》所载名医的年龄作过统计，在有明确生卒年龄的149位名医中，80岁以下者只有42人，其余107人都在80岁以上，其中80～89岁者70人，90～99岁者27人，另有10人高寿百岁以上。最近有一本名为《国学大师的养生智慧》的书，梳理了10位达到和超过90岁高寿的国学大师的养生智慧，这10位国学大师都并非遗传而长寿，相反，有的大师家族中父辈或同辈有不少年轻早逝或非正常死亡现象；有的大师自幼身体羸弱；有的大师身体有病；但他们都得享高寿，主要源于他们在平凡生活琐事中体现出的养生智慧。

美国学者曾用一个公式来推算自己的预期寿命。他以当前的平均寿命作为预期寿命的基本岁数，比如目前我国男性的平均寿命为70岁，女性的平均寿命为72岁，这就是你的基本岁数。如果你已经是50多岁或是60多岁了，那就已经证明你自己是个长寿的人了，你就在你的基本数字上加上10年；如果你超过60岁而且精力旺盛，那么还要再加两年。

下面是具体计算方法，如果所列的项目适合你，请根据情况在你的预期寿命基本岁数上加上或减去合适的数目：

（1）家族史

如果你有两个或两个以上的祖辈活到 80 岁甚至更年长，加上 5 年；

如果父母、（外）祖父母、兄弟姊妹中有一个在 50 岁之前死于心脏病或中风，减去 4 年；

如果家人中有 60 岁前死于这些疾病的，减去 2 年；

在父母及（外）祖父母中有患糖尿病、甲状腺紊乱、乳腺癌、消化系统癌症、哮喘、慢性支气管炎的，减去 3 年。

（2）婚姻状况

如果你已婚，加上 4 年；

如果你超过了 25 岁未婚，每个未婚的 10 年减去 1 年。

（3）经济状况

如果你家庭年收入超过 6 万元，加上 2 年。

如果你一生多半与贫穷相伴，减去 3 年。

（4）体形

你超重的每 10 斤，减去 1 年；

腰围每超出胸围 1 寸，减去 2 年；

如果你年过 40 而未超重，加上 3 年。

（5）锻炼

如果你进行有规律的适当的锻炼（每周慢跑 3 次），加上 3 年；

如果你进行有规律有强度的锻炼（每周长跑 3 次），加上 5 年。

如果你的工作是久坐不动的，减去 3 年；

如果你的工作充满活力，加上 3 年。

（6）饮酒

如果你饮酒不多（每天1~3次），加上2年；

如果你饮酒很多（每天超过4次），减去5~10年；

如果你是禁酒主义者，减去1年。

（7）吸烟

如果你每天抽2包甚至更多的烟，减去8年；

如果你每天抽1到2包烟，减去2年；

如果你经常抽烟斗或雪茄，减去2年。

（8）脾气

如果你是一个合乎逻辑的实际的人，加上2年；

如果你是一个好攻击的、反应强烈的、竞争性强的人，减去2年；

如果你对生活基本感到幸福满足，加上1到5年；

如果你经常不高兴、担忧，有犯罪感，减去1到5年。

（9）教育

如果你受的教育不到高中，减去2年；

如果你除了高中还参加了4年的学校学习，加上1年。

如果你除了高中还参加了5年或更长的学校学习，加上3年。

（10）环境

如果你大半生生活在农村环境，加上4年；

如果你大半生生活在城市环境，减去2年。

（11）睡眠

如果你每天睡眠超过9个小时，减去5年。

（12）体温

如果居室温度设定在25摄氏度，加上2年。

（13）健康护理

如果你定期做内科体检和牙科护理，加上 3 年；

如果你经常生病，减去 2 年。

这样，你的预期寿命的总数就得出来了。

如何延年益寿

人的生命历程从出生到死亡是一个客观自然的过程，生命对我们每一个人来说，都只有一次，我们每一个人都希望自己能够长寿，古今中外有多如牛毛的养生延年的方法，在社会上流行着各种各样的健康长寿讲座，那么究竟如何才能延年益寿呢？

首先，应培养自己良好的生活习惯。要使自己长寿，首先要从自己的生活习惯开始做起，日常生活中的生活习惯虽然十分琐碎，但却天长日久地对人的健康和寿命发生影响。养成良好生活习惯可以从消除一些有损健康的坏习惯入手，逐渐培养积极的习惯和生活方式。世界卫生组织曾经明确提出过一些对人的身体有明显损害的生活习惯，如吸烟、饮酒过量、不恰当服药、体育活动不够或突然运动量大、热量过高和多盐的饮食和没有节制的饮食、不接受合理的医疗处理、信巫不信医、对社会压力产生适应不良反应、破坏身体生物节奏和精神节奏的生活等。有研究者把良好生活习惯总结为戒烟限酒，合理饮食，适量运动，心态平和，这些都是有科学道理的。

其次，要科学合理用脑。成人的大脑虽然只占身体重量的1/60，但却消耗着人体大多数的营养，大脑的功能衰退是人衰老的主要标志，而脑死亡也才是人体真正的死亡。因此，保持大脑的健康是所有健康保健中最重要的因素。任何事物都遵循

着"用进废退"的原则，大脑也不例外。无数事实表明，那些勤于动脑的人一般都比较长寿，智力活动可刺激大脑，使神经元保持健康和活力。勤于用脑可以延缓大脑认知功能的老化，预防一些老年性疾病，同时生活也更有质量。

再次，保持积极的生活态度和情操。积极生活态度不仅表现为积极乐观的情绪状态，对生活的不断进取的精神，而且还体现在良好的思想道德情操和积极的社会性情感。我国古代有十分丰富的养生理论，但所有养生理论的重点在于"养心"，也就是培养自己良好的社会情操和道德品质。无数长寿老人成功的秘诀也显示，那些热爱生活、乐于助人、主动参与社会性活动的人容易高寿。相反，而那些心胸狭窄、性格孤僻、自私自利的人，则一般短寿。修道院修女是世界上大脑捐赠的最大群体，美国学者对修女的大脑的研究显示，那些在成年早期具有积极的社会性情感的修女一般长寿。资料显示，在180位修女的自传中包含了22岁时内容的，以情感内容为依据来评分，早期传记中因积极的情感内容而得高分的修女们一般在75～95岁时还健在，要优于另一群体，即早期传记里都是以消极的情感内容为特点的那些修女们。所以长寿需要修炼，有德之人才能居之。

最后，还有一个如何看待长寿的问题。人的生命既可以用时间来度量，也可以用质量来度量。有的人长命百岁，一生碌碌无为，而有的人生命虽然短暂，却干出了惊天动地的伟业。与生命长度相比，更重要和关键在于生命的质量。有这样一个寓言故事：有两位医德高尚的中医大夫，在关于人应该活多久的问题上产生了分歧。张大夫希望人能长生不老，王大夫则主张人只要健康生活，充满活力，百岁亦足。两人各不相让，坚持己见，最后只好各自探索有助于人生的奇药良方。几十年

后，张大夫研制出一种"长生不老丹"，王大夫研制出一种"轻身祛病散"。两种药同时上市，人们根据两种药性和各自的心理要求，绝大多数人先用了"长生不老丹"，只有 10% 的人选用了"轻身祛病散"。服药后，各自发挥了功效。服祛病散者，果然病害清除，个个健康有活力，人人皆大欢喜。服不老丹者果然也得到长寿，可是人们发现自己行止缓慢，步履维艰，一步路要走十几秒钟，一顿饭要费时两周。如此下去，即使活一万年也只相当于服药前的 30 岁。看看人家服祛病散的人，矫健轻捷，强壮有力，效率日益增高，一年顶十年，于是悔不当初，只想长生不老而没想到人生质量；原想延长生命得到幸福，结果丢掉生命效率，得到的是苦恼、厌烦。与其追求生命的长度，不如提高生命的质量，认认真真地过好每一天，也许真正的长寿，就在我们认认真真过好每一天中产生了。

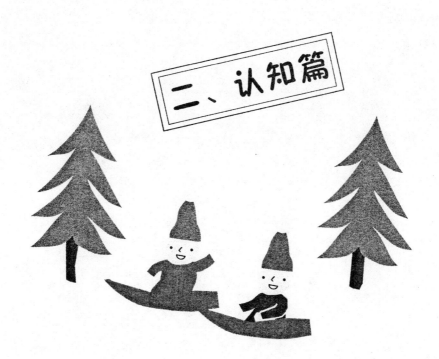

二、认知篇

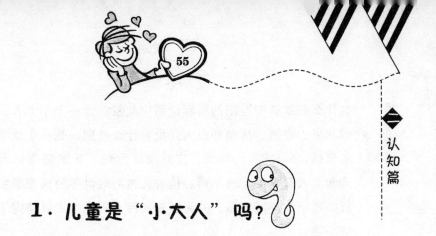

1·儿童是"小·大人"吗？

如果一个人连续几次都把一件东西放在一个地方，让你把它找到；然后再当着你的面，把这个东西放在另一个地方让你寻找，你会到前一个地方去寻找吗？如果一个人拿着一个布老虎，在你面前说，别哭了，否则的话，我会让这只布老虎把你吃掉，你会相信吗？如果一个人拿着两杯同量的水，把一杯倒入一个扁平的杯子，一杯倒入一个细长的杯子，你会认为细长杯子的水多吗？也许人们会说，谁会犯这样的愚蠢错误呢？可是，有一个人却发现，不仅有人会犯这样的错误，而且每一个人都会犯这样的错误，这个人就是瑞士著名的心理学家皮亚杰，那么皮亚杰是如何发现这种现象，他又提出了哪些理论，而这些理论对儿童教育又有什么样的启示呢？

皮亚杰的观察

在皮亚杰之前，人们一般认为所有的东西都是学习而来的，如果一个人称他不会什么，那么别人或他自己会认为，我没有学过所以不知道，等我学过了我就知道了。那么，一个小孩子能够通过学习大人的想法而按照大人的想法去思考问题，成为小大人吗？在皮亚杰以前，人们的回答是肯定的，这就是

为什么在欧洲中世纪的所有绘画中儿童都像一个小大人，他们的装束、表情、活动和成人并没有什么差别，是一个微型成人的模样。（图2-1）然而，皮亚杰却发现了儿童思考问题的方式和大人有着明显的不同，他对儿童心理世界的探索引发了发展心理学的一场革命，并为后来探讨人的思维发展奠定了坚实的基础。

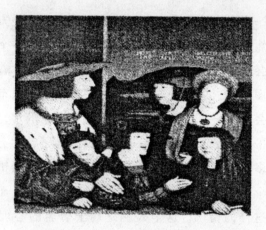

图2-1　这幅中世纪作品中，幼儿被描绘成一个微型的成人。他的装束、表情、活动和成人并无二致。整个15世纪，从未有人认为童年是人生历程中的一个特殊阶段。

皮亚杰出生在瑞士的一个历史学者家庭。（图2-2）少时天智睿慧、博览群书，1907年，年仅11岁的皮亚杰便发表了一篇关于软体动物的论文，受到当地专家、纳沙特博物馆馆长的赞赏和肯定，并让他作了自己的小助手。19岁时皮亚杰完成了生物学博士论文。20岁时，他放弃了生物学，开始转向心理学，并于1919年开始在巴黎索邦神学院（巴黎大学的前身）学习病理学。在这期间，他在以智力测验著称的比内实

验室找到了一份工作。他的工作是对一项用英语开发的推理测试问卷的法语版进行标准化。这项工作是十分枯燥乏味的。但皮亚杰慢慢发现，在不断做的过程中有一些额外的收获，即不同年龄的儿童经常犯不同的错误，而相同年龄的儿童经常犯同样的错误。由此，他设想，也许不同年龄的儿童的思维方式是不一样的，年龄大的儿童不仅学到的东西比年龄小的儿童多，而且他们对于问题的思考方式也与年龄小的儿童不一样。为此，他开始了自己独立地研究。

皮亚杰的研究方法备受人们争议和引人注目，主要有两点原因：一是他的研究的对象。他主要是通过研究自己的三个孩子吕西安娜、杰奎林和洛朗而得出结论。按照今天的科学标准衡量，这种方法的客观性将会受到极大地怀疑，因为它极有可能导致偏见。然而，出人意料的是，皮亚杰的研究结果经受住了无数次严格的科学检验，其所提出的发展理论多年来无可辩驳。甚至在皮亚杰逝世以后，在一次纪念他的学术大会上，人们邀请了皮亚杰的三个孩子参加会议，当时他的孩子已经60多岁了。很多会议代表以前从来没有见到过这三个孩子，但他们通过皮亚杰的书，感到非常熟悉这三个孩子。见到这三个已步入晚年的孩子人们又不得不钦佩皮亚杰非凡的洞察力。二是皮亚杰所使用的方法。皮亚杰所使用的方法并不是采取的严格的量化方法，而主要是通过访谈的方式，采取访谈、观察和实验相结合的方法，按照一定的程序一步一步深入探究孩子思维的方式，这种方法后来被称之为临床法。尽管这种方法对于探求人的内在心理是十分适宜的，但在当时，由于量化研究方法占据着绝对统治地位，使用这种方法就具有很大的挑战性。但皮亚杰不畏压力，另辟蹊径，开辟出了一番新的天地。

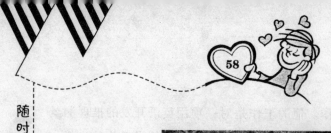
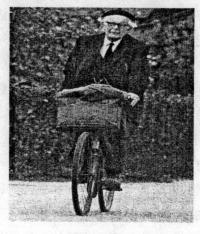

图 2-2　皮亚杰

皮亚杰的认知发展阶段

　　皮亚杰通过研究发现，不仅儿童和成年人思考问题的方式是不一样的，而且不同年龄儿童思考问题的方式也存在着很大的差异，他把儿童的思维发展划分成了四个阶段。

　　第一个阶段称之为"感知运动"阶段（0~2岁）。0~2岁的婴儿主要是通过将感官经验（如看、听）与身体的、机械的活动相协调来建构对世界的理解，因此他把这个阶段称为"感知运动阶段"。这个阶段儿童主要凭借感知和运动之间的关系获得动作经验，在这些活动中形成一些低级的行为模式，以此来适应外部环境，进一步探索外界环境。其中手的抓取和嘴的吮吸是他们探索世界的主要手段。这一阶段儿童的认知活动处于感知动作水平，只限于对当前直接感知的环境作出反

应，动作既是他们表示自己思维的方式，也是思维的结果。在"感知运动阶段"，有一个标志性的思维成果，即客体永久性概念的形成，也就是儿童能够认识到把一个物体从他的眼前拿走后，他能知道这个物体并没有消失，而是被放在了其他地方的观念。皮亚杰发现，9个月左右的小孩子开始出现客体永久性的信号，即如果孩子们看见物体的一小部分，那么他们便会开始寻找那些在视线中还很模糊的部分。10～12个月期间开始有了一定的客体永久性概念。即使把物体移出儿童视线之外，儿童也知道物体存在，但是他们还不具有很好的位移的能力。如果你把一个玩具当着他的面藏在一个毛巾下面，婴儿知道玩具虽然不在了，它并没有消失，他会去找这个玩具，但如果你再当着他的面把这个玩具藏在另一块布的下面，婴儿会先到毛巾下面找一找玩具。这个错误被皮亚杰称之为A非B效应，表明婴儿还缺乏位移的能力，他还不知道物体已经放在另一个位置了，因此依然还在第一个位置去寻找物体。到12～18个月以后，婴儿就获得了物体可见移位的能力，也就是物体当着他的面隐藏起来，他能够知道了，但是不当着他的面隐藏，他也就不知道了，皮亚杰称之为不可见位移能力。比如说，当你把一个玩具当着他的面装在一个盒子里，然后背着他放在另一个抽屉里，然后返回来，看着空空的盒子，这个期间的婴儿不会知道玩具到哪里了。直到18～24个月以后，婴儿才开始获得不可见位移的能力，就是客体永久性概念形成了，这个时候婴儿才能够开始用洞察力和符号来解决问题，思维进入到下一个阶段。（图2-3）

　　第二个阶段是"前运算阶段"（2～7岁）。在此阶段中，儿童开始用词、想象力和图画来描绘世界，思维与身体的运动和动作逐渐分离，并且思维的速度迅速发展。但这个阶段儿童

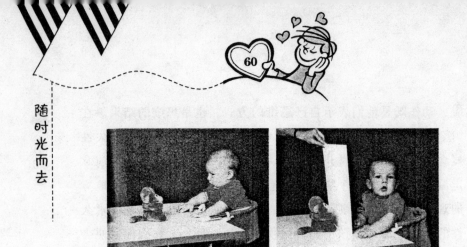

图·2-3　儿童在9个月以前，当物体在他面前消失后，他就认
为物体不存在了

还不能将自己和他人的观点区分开来，认为自己的观点就是他人的观点，认为自己想的事情别人都知道。并且会认为无生命的物体具有生命特性，能够有行为。如果这时你拿着一个布老虎对他说，别哭，再哭的话，布老虎就要咬你了，儿童很有可能会真的相信布老虎会咬他。这是儿童克服各种心理障碍逐渐向逻辑思维过渡的时期，这一阶段儿童的主要特点是表象性思维，思维的基本特点是相对具体性、不可逆性、自我中心性和刻板性。所谓相对具体性即他们主要是通过具体的一个个事物来说明问题，还不具有把具体事物抽象成概念的能力；不可逆性即思维活动只可以向一个方向运行，不可以返回；自我中心性即思维方式是从自我出发，以为别人都知道自己的观点，自己的观点是惟一的；而刻板性即顽固，不可变更。皮亚杰称这个阶段是"直觉性的"，是因为虽然儿童不清楚他们怎么知道的，他们知道什么，但他们对自己的知识和理解抱着十分肯定的态度，也就是说他们知道一些事情，但没有运用理性的思考。

　　第三个阶段是"具体运算阶段"（7～11岁）。这一阶段

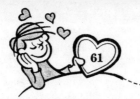

61

儿童的思维的主要进展是掌握守恒。守恒是指对物体和物质的长度、数量、大小、面积、重量和容量在只改变形状之后仍保持不变的认知。掌握守恒即概念的掌握和概括能力的发展不再受事物的空间特点等外在因素影响，而能够抓住事物的本质进行抽象概括。也就是说儿童的认识能力不再因为事物的非本质特征（如形状、方向、位置等）的改变而改变，能够达到透过现象看清本质，把握本质不变性。皮亚杰曾经做了一个实验，呈现给儿童两个相同的泥球，实验者将其中一个弄成长长的、薄薄的形状，而另一仍保持原先形状。在这个年龄以前，许多孩子都不能判断出泥球虽然形状发生了变化，但它的重量依然没有改变。如果在这个阶段以前，把两杯数量相同的水倒入一个扁平的杯子和一个细长的杯子，那么儿童极有可能认为细长的杯子里的水多。到了7~8岁时，儿童的许多答案会和看待泥球的量一样，这就是说他们已经学会了逆向思维的能力。因为为要正确回答这个问题，儿童不得不想象着在泥球被变为长、薄形状后再将它恢复原来的形状。因此，具体运算阶段是对真实、具体的物体的逆向的心理活动。由于有了这种能力，儿童就学会了站在他人的角度思考的能力，摆脱了思维的自我中心的倾向，和他人也容易进行沟通了。（图2-4）

第四个阶段为"形式运算阶段"（11岁以上）。皮亚杰认为，处于青春期的青少年的思维具有了提出假设进行演绎推理以及命题间推理的能力。在此阶段中，个体超越了具体经验，以一种更抽象、更具有逻辑性的方式来推理，因此他把这一阶段称为"形式运算阶段"。作为更加具有抽象性的思维的一部分，青少年发展了对现实环境的想象力。他们会想象理想的父母是什么样的，然后将自己的父母与之相比；他们开始想象未来的多种可能性，经常沉溺于"他们将来会成为什么"等问

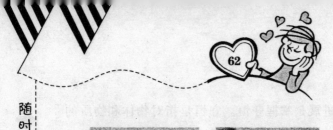

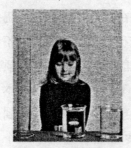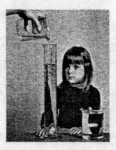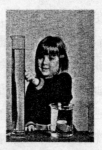

图 2-4　对于前运算阶段的儿童，当把相同数量的水倒入不同
的杯子里，他会认为细长杯子里的水更多

题的思考中。在问题解决过程中，处于形式运算阶段的思考者会更加富有系统性，会运用逻辑性推理。青少年学会更抽象，更理想化的思考。他们也学会逻辑性的思考。如果说处于具体运算阶段的儿童习惯于用一种实验——错误的模式来解决问题，那么处于形式运算阶段的青少年开始像科学家们那样思考：设计解决问题的计划，系统地检验解决方法，他们运用假设—演绎性推理，也就是说他们发展了假设或者最好的猜测和系统性的推论或总结。但是，这个时期的青少年也有可能过于依赖这种假设—演绎的思维方式，而对现实生活条件和背景缺乏足够的重视，容易钻牛角尖，走死胡同的偏狭的思维怪圈之中，有时难与父母及他人沟通。

皮亚杰认知发展理论的运用

皮亚杰的认知发展阶段理论引发了发展心理学上的一场革命，激发了人们探讨儿童智慧的积极性。随着人们对儿童思维

研究的日益深入，越来越多的研究者惊叹到，原来儿童的内心世界里蕴藏着如此丰富的宝库，以至有人惊叹儿童是天才的科学家！儿童是天才的艺术家！儿童是天才的哲学家！儿童是天生的道德家！等等；并发出向儿童学习的呼吁。人们也广泛地把皮亚杰对儿童认知发展的理论运用于学校教育，甚至按照皮亚杰的理论建立了新型的学校。但也有人感到，皮亚杰理论的启示性大于实践性，那么，皮亚杰的发展理论对我们与儿童交往有哪些启示呢？

一是学会尊重儿童。尽管在西方文艺复兴时期，特别是法国启蒙思想家卢梭倡导按照儿童的天性进行教育以来，西方思想家一再重复着这样的真理：儿童完全不是小大人，儿童的智慧也完全不是大人的小智慧，儿童有自己思考问题的方式，要遵循儿童的特点进行教育。但是，人们一直把儿童看成小大人，用大人的方式来理解儿童。在我国更是如此，尽管我国古代十分注重早期教育，有根据儿童学习特点分层次的教育内容体系，但在日常生活中，小孩是没有发言权的，人们欣赏儿童，是因为童言无忌，说出了一些大人的道理。根据皮亚杰的发展理论，儿童与大人的不同，不仅表现在年龄和知识的量上，而且思考问题的方式也存在着很大的差异，因此，大人在考虑问题的时候应考虑到儿童理解问题的方式，尊重他们的想法。这就是为什么国外有一些心理学家主张大人和儿童在讲话时，应蹲下来，用儿童的腔调和语言与儿童交流，以免在交流过程中给予儿童过多的压力。

二是遵循发展规律。对孩子的教育既不能过早，也不能太晚。过早的教育不仅不能让孩子很好地了解教育内容，学习效率差，而且还有可能使孩子错失同年龄孩子应发展的某些方面技能，使孩子造成心理上的挫败感；而过晚的教育也会错失教

育的最佳时机。因此，适宜的教育是最佳的教育策略，而适宜的教育即遵循儿童发展规律的教育，只有在遵循儿童成长和发展规律的基础上进行的针对每个孩子不同发展阶段和水平的教育，是一种真正有效的教育。根据皮亚杰的原理，有人曾经做过一个试验，这个实验用透明的玻璃瓶分三层排列，最上层和最下层是形状完全一样的玻璃瓶，中间一层是与上下两层玻璃一一对应并联通的形状各异（如不同高度和宽度）的玻璃瓶。当最上层玻璃中装满等量的液体后通过底部的龙头慢慢地注入中间的瓶，再由中间的瓶又注入最下一层的瓶中。这一装置可使儿童进行水在容器的高、宽两维上和容积（水的量）上比较，使他们逐渐懂得上、下两层瓶子中的水量是相等的，从而学习到守恒的观念。研究发现，那些处于前运算阶段初期的儿童没有一个能够成功地学习作为物质守恒初级概念之基础的逻辑运算，只有少数的儿童从前运算阶段的初级水平上升到中级水平，大多数儿童没有表现出任何真正的进步。而对于一开始便处于具体运算阶段初期的儿童，在实验情境中的进步是比较普遍和全面的。这些实验都表明，只有适当的教育才是最有效的教育，超前的教育都会吞下费力不讨好的后果。

三是充分调动儿童的主动性。皮亚杰认为，儿童对外界事物的学习，并不是一个消极被动的过程，而是一个积极的建构过程。儿童是一个积极主动的建构者，他不断地建构着自己内心的世界。皮亚杰十分鼓励儿童探究外部事物的积极性，他主张在儿童成长过程中，教育者要创设丰富多样化的教育环境，为儿童提供尽可能多的玩具和实物，鼓励儿童亲自动手，在游戏和活动中帮助儿童提高提问的技能和了解儿童认知发展中存在的困难，促进儿童的学习和发展。而不主张过早地教给儿童一些他自己日后能够发现的知识或概念，因为过早地教给儿童

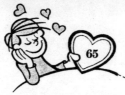

一些没有经过他自己探索的知识，会限制和扼杀他自己积极主动地探求知识的积极性和主动性，从而影响到孩子日后的学习积极性和创造力。

皮亚杰的认知发展理论昭示：儿童不是"小大人"，把教育的主动权交给儿童，他们会创造出另一个新的世界。

2. 小时了了，大未必佳吗？

我国宋朝著名政治家、文学家王安石曾经写过一个真实的故事。

> 金溪民方仲永，世隶耕。仲永生五年，未尝识书具，忽啼求之。父异焉，借旁近与之，即书诗四句，并自为其名。其诗以养父母、收族为意，传一乡秀才观之。自是指物作诗立就，其文理皆有可观者。邑人奇之，稍稍宾客其父，或以钱币乞之。父利其然也，日扳仲永环谒于邑人，不使学。
>
> 余闻之也久。明道中，从先人还家，于舅家见之，十二三矣。令作诗，不能称前时之闻。又七年，还自扬州，复到舅家问焉。曰："泯然众人矣。"
>
> 王子曰：仲永之通悟，受之天也。其受之天也，贤于材人远矣。卒之为众人，则其受于人者不至也。彼其受之天也，如此其贤也，不受之人，且为众人；今夫不受之天，固众人，又不受之人，得为众人而已耶？

王安石的这篇短文，不仅描述了方仲永的超常表现，而且描述了他从超常到平常的发展过程，探求了其中的原因，可以称得上是最早对超常儿童进行研究的文章。王安石对方仲永的

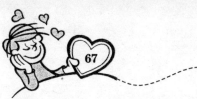

描述正好印证了中国古代一句老话："小时了了，大未必佳"，也就是小时候十分聪明，长大以后并不一定表现突出。那么，小时聪明，就真的脱离不了长大不佳的宿命吗？

超常儿童是客观存在的

　　王安石讲的方仲永的故事，用现代心理学的观点看来，涉及早慧的问题，即在儿童早期表现出超越常人的智慧，因此，也有人把这类儿童称之为超常儿童，即超越一般儿童水平，和常人不一样的儿童。早慧是一个中性的概念，意味着这个儿童发展比一般儿童要早，等他长大以后，也许和平常的孩子一样；而超常是一个积极的概念，意味着这些儿童比一般的人智慧发展水平更高。根据一般的理论推测，正如世界上没有完全相同的两片树叶一样，世界上也没有完全相同的两个人，人的智慧发展存在着很大的差异性，一般来说，智慧发展水平在人群中的分布呈现出一个钟形曲线，在钟形曲线的两端，一端是智慧发展不足，或者说发展迟滞；而另一端是则超出一般常人，也就是两边的人数很少，而中间的人数较多。根据心理测量的一般原理，比总体平均成绩高出两个标准差的人数，可以称之为超常群体。据此推测，大约有3%的儿童处于超常水平（图2-5）。根据全国第五次人口普查的结果，我国14岁以下的儿童为28 976 000人，如此推算，超常儿童有800万左右。在这800万左右的儿童中，智慧超群的儿童绝对不在少数。

　　超常儿童在国内外并不罕见，我国古代最早记载的超常儿童是春秋战国时期的项橐和甘罗。据西汉刘向在他的《新序》中记载："颛顼行年十二，而治天下。秦项橐七岁为圣人师。"

认知篇

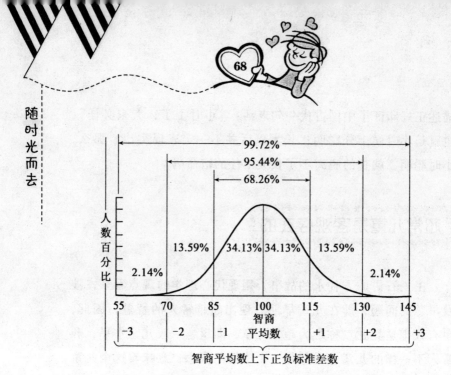

图2-5 智力在一般人群中的分布图

孔融是东汉末年著名的才子，据说他从小就聪明绝顶，能言善辩。他随父在洛阳时才10岁，当地有个叫李元礼的名士，孔融很仰慕他，就去拜访。看门的见他是小孩子，就不予理睬，也不通报。孔融说：我是你们主人的亲戚。门卫就放他进去了。李元礼见了孔融并不认识，就问孔融，孔融就把自己的老祖宗孔丘与李元礼的老祖宗李聃拉上了关系，李元礼听他说的振振有词，不由得点头称是。不一会，有位叫陈韪的大官也来李府，众人就把刚才的事讲给他听。陈韪不以为是，很傲慢，他瞥了孔融一眼，说：小时了了，大未必佳。其他人都很不满他这种态度，但又不知说什么好。只见孔融回答他："想君小时，必当了了。"也就是，按照您的逻辑，你小时候一定很聪明。这句话既合情合理，又与他本人联系在一起，陈韪一时哑口无言。从上述故事来看，孔融在10岁能作如此应对，超出一般常人。为了选拔智慧超群的儿童，我国古代从西汉时期就

开始设立童子科，选拔和培养神童。有人从我国古代史籍中搜集自先秦至清末神童 958 名。国外关于神童的报道也不罕见，20 世纪 80 年代韩国有一个叫金雄镐的神童，1 岁就能演算高等数学微积分，2 岁就会读写 2500 个汉字，10 岁时智商高达 210。前苏联，曾经专门拍摄过一部关于神童的电影，电影上的神童能说几个国家的语言，能处理十分复杂的数学难题，等等。这些都表明神童客观存在的事实。

超常儿童一般表现超常

与"小时了了，大未必佳"相反，超常儿童从总体上表现优秀，我国学者林传鼎曾采用历史测量学的方法，对唐宋以后 34 位历史人物的智商做了定量研究，发现这些历史名人的智商都在 135 以上，有的高达 180 以上，其中智商最高的王勃，智商在 181.2 ~ 198.8 之间，属于智慧超群并且早慧型。

1978 年 3 月中国科技大学举办了全国首届"大学生少年班"，招收全国 21 名学生。到 1987 年 10 月，少年班连续招生 11 届，共招生 407 人，其中男生 355 名，女生 52 名。平均入学年龄不到 15 周岁，最小仅 11 岁；学历最高为高中二年级，最低为小学五年级。据 1988 年资料显示，已有 6 届毕业生，共 190 人，其中 143 人考取国内外硕博研究生，表现大大优于一般普通大学生。

另据专门针对超常儿童进行培养的北京八中对超常教育实验班第一届至第六届毕业生的追踪调查，北京八中少儿班的毕业生绝大部分适应在重点大学的学习，有不少 14 岁的少年大学生表现出很好的环境适应能力和自理能力；69% 的学生大学

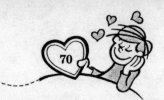

毕业后继续攻读研究生，其中在国外攻读研究生的占到其中的71%。具体来说，在203名毕业生中，有140人继续攻读研究生，其中在国外读研的有100人；一些人已在科研、管理领域崭露头角，以少儿一班为例，该班追踪到的在国外的18名学生中，有4名在美国大学担任教授或研究员，1名在美国国家实验室当研究员，5名从事金融经济工作（其中2名在华尔街）；5名从事计算机工作，1名建筑师，1名从事制药的研究工作，1名在日本大学当教授；在国内的14名学生中，有2名从事研究工作，2名从事建筑设计，1名医生，2名工程师，1名编辑，6名在公司工作。

为了检测儿童期高智商的个体一生发展情况，美国学者推孟选择了1500名智商在140以上的超常儿童进行追踪研究，直到他们长大至成年。推孟的结果证明，人们对高智商儿童有许多误解与成见。

误解之一：超常儿童往往是奇特的人，社会能力都不行。事实正好相反，推孟发现超常者社会适应良好，而且都具有中等以上的领导才能。

误解之二："早熟早衰"，超常儿童在成人期往往会失败。推孟观察的超常儿童到成年期后智商仍然在高分的范围，并没有出现智力明显衰退现象。

误解之三：头脑聪明者通常体质差，身体虚弱。这同样是一种误解，因为超常者的平均身高、体重和体质均高于中等水平。

误解之四：越聪明人的人越容易患精神病，"天才"都近乎疯狂。事实上，推孟证明超常者的心理健康水平记录好于平均水平，具有更强的抵抗心理疾病能力。不过一些智商超过180的儿童确实有可能遇到社会行为适应问题。

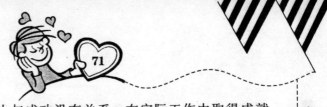

　　误解之五：智力与成功没有关系，在实际工作中取得成就不需要高的智力。推孟的研究中最惊人的发现就是那些超常儿童在以后所取得的成功。他们往往获得高学位，在工作中得到了高职位。这组超常者著书数十部，发表科学论文数千篇，还发表了数百篇短篇小说和其他作品。这些都说明智力极大地影响着人们的成功，智力高为取得成功奠定了良好的基础。

　　这些数据说明，早慧虽然不能直接预测长大后人们的超常表现，但至少可以说明，超常的智商与后来取得杰出成就相关性确实很高，也就是小时了了的儿童，长大后在诸多方面事实上是表现很佳的。

超常儿童的发展是多因素影响的

　　如前所述，超常儿童并不必然会出现超常的发展，超常儿童的发展轨迹是多样的，我国学者查子秀曾把超常儿童的发展分成以下五种类型：一是跃进型，即幼年早慧，提前入学或插班，此后稳步发展，或从小学、中学至大学有过一次或多次跳跃式发展。二是渐进型，即幼年或童年已有超常出众的表现，按照常规年龄入学，没有跳级，而是在课外或校外接受充实的超常教育，优势和才能逐步发展，超常表现稳定。三是 V 形前进型，即幼年表现早慧，提前入学或插班，在小学或中学一度表现下降，与常态儿童无异，经采取措施后，逐渐回升，再次超常出众。四是后起型，即幼年或童年未发现超常表现，小学或初中阶段，由于某次竞赛或机遇，成绩突出一鸣惊人，此后受到学校重视，给予特殊培养，稳步上升，发展优异。五是滑落型，即幼年早慧，中学或大学阶段一帆风顺名列前茅，竞

赛成绩优异。中学或大学毕业后，由于某个原因，学习或工作成绩下降、情绪波动或崩溃、不能自拔，经过帮助也无效，发展失去优势。

从上述几种类型来看，超常儿童的发展模式是多样的，在个体人生发展过程中，智慧，特别是早期的智慧，虽然是影响个体发展的十分重要的因素，但是它并不是惟一的因素，个体发展还与社会历史发展提供的条件和可能，以及个体的恒心、毅力、理想、信念等非智力因素有关，是多种因素共同作用的结果。

超常儿童是不可复制的

有人认为，超常儿童主要来自于超常的教育，也就是超常儿童主要是通过教育而来的。这种观点看似有一定的道理，因为超常儿童的发展与一般普通儿童有着不同的发展路径。其实，这只是人们一种推理，如果按照这种推理，人们可以按照培养超常儿童的方法培养一个又一个的神童，可事实上，无数的教育工作者和数以千万计的家长，并没有培养出超常儿童出来。

还有人认为，超常儿童是遗传而来的，是先天的。这种说法有一定的道理，在人类历史上确实有许多家庭，他们的总体表现要优于其他的家庭，比如说英国学者高尔顿，就非常看重遗传的影响，他认为"一两的遗传等于一吨的教育"，而他们的家族的其他成员的表现也优于一般的家族。在美国，有一个叫爱德华的人，他是一个博学多才的神学家和哲学家，他的子孙到现在已经传了8代，其中有的当了大学校长，100多人在

大学任教，14 人创建了大学或专科学校，60 多人成了医生，100 多人当了牧师，75 人当了军人，80 多人成了作家，1 人当了副总统，20 多人任上下两院的议员，18 人成了报社和杂志的负责人或主编，120 人大学毕业。这说明遗传起着重要作用，但是遗传的作用对于超常儿童却并不那么明显，古今中外的"超常儿童"、"神童"大多都有兄弟姐妹，可成为"神童"的，往往是一个家庭里只有他（她）一个，在同一个家庭里，并没有发现所有的子女全都成为"神童"，更没有听说过什么"神童世家"的记录，因此，有学者认为"神童"是被发现的，而不是被培养出来的，神童是不可复制的。

关于超常儿童出现的原因，现在依然还是一个探索之谜。有研究者更倾向于生理基础方面解释。心理学者 Plomin 及其同事在进行行为遗传学方面的研究时发现，在人类第 6 条正常染色体的长臂上存在一个叫 IGF2R 的基因组，该基因组在高智商人群中出现的频率极高，对个体高智商起到关键性作用，属于敏感基因。一些研究也发现，超常儿童与常态儿童在进行认知加工时的大脑活动是不同的，被试个体中，高智商个体表现出较低的大脑葡萄糖代谢率和更低水平和更集中的皮层激活时空模式。还有一些研究显示，行为水平上的个体差异异常是有生物学基础的，或基因水平的差异，或大脑活动水平的差异。

另有研究者从心理方面解释，超常儿童处于正态分布高分段，心理发展优于其他常态儿童。现代心理学研究表明，人类的智慧是多元的，其发展速度是不平衡的。早慧儿童有些是整体水平确实高于一般普通儿童，因此在这方面表现优异；而有些可能是在早期比较重视的学习智慧、语言智慧、记忆能力等方面表现突出，而其他方面并没有超常发展；还有些可能是由

于儿童期某些智慧能力超前发展，其整体水平与常态儿童差别并不明显，等等。这样，就使得其发展呈现出多种多样的发展模式。

还有研究者从社会方面解释，认为超常儿童的发展环境或受的教育是独特的，他们独特的人生经历和教育方式调动了个体特异能力的发挥，他们生活的环境最大限度地为个体发展提供了良好的发展空间。

超常儿童的教育问题

由于超常儿童是不可复制的，超常儿童超常的智慧发挥会对人类发展作出更大的贡献，更由于父母望子成龙、望女成凤和学校教师对优秀学生期待心切，关于超常儿童的教育问题一直是人们关注的焦点问题。

关于超常儿童的学校教育，在国外主要采取以下三种方式：

一是加速教育，即打破普通的按年龄升级的学习方式，让超常儿童提前入学或采取跳级的方式，使他们更快接受普通教育。这种方式的优点是能让超常儿童在较短的时间内学习到更多，学习得更快。但也有研究者认为，跳级可能跳过某些重要的教学内容，致使儿童的知识体系连贯性不足，并且年幼的超常儿童与年长的一般儿童在同一个班学习，可能在生理和心理方面不适应。

二是充实教育，即超常儿童在常规班级学习，同时另外安排学习，加深教学内容。例如采取培优、课外兴趣小组或寒暑假的集中班等。这种方式的优点在于既考虑了超常儿童的特殊

需要，同时也考虑到他们的心理发展。但也有研究者认为这样会限制超常儿童的发展，因为在普通的课堂，讲授的内容低于超常儿童的发展水平，他们在课堂也许会精力不集中或做小动作，成为课堂上调皮捣蛋的学生。

三是集体教育的方式，即指对超常儿童单独编班，或开设超常儿童学校，或在常规学校中附设超常儿童班级，包括大学少年班等。这种方式的优点是能针对超常儿童的个性和特点进行有针对性的教育，但这种方式受条件和经费的影响，同时也受超常儿童数量的影响，并且专门设计的有别于普通儿童的特殊发展道路也未必适应超常儿童持久的发展。

如果我们把第三种培养方式称之为"圈养"的话，那么前两种教育方式可以用"放养"来归纳。对于超常儿童的教育，采取"圈养"的方式是十分有益的，它可以为探讨如何培养超常儿童积累十分有益的经验，并且对于那些经过严格挑选出来的超常儿童来说，这无益是一条"超常"的发展道路。但采取"圈养"的方式来培养超常儿童既是十分有限的，也是耗时费力的。对于大多数超常儿童来说，只能采取"放养"的方式进行教育，这就要求家长和教师能够针对超常儿童的特点，在对普通学生一般教育的基础上，有针对性地针对超常儿童特点进行更精细的教育和引导。

虽然关于超常儿童的遴选是一项十分复杂和严肃的工作，但家长和老师完全有可能通过自己的日常生活观察判断自己的孩子或学生是否超常。一般来说，超常的孩子具有以下的特征：（1）具有寻求大孩子或成人认同的倾向；（2）具有快速获得信息的能力；（3）早期表现出对解释和问题解决的强烈爱好；（4）早在2~3岁就能够用完整的句子说话；（5）具有非凡的记忆力；（6）在艺术、音乐或数字技能方面有早慧天

赋；（7）通常在3岁之前就对书籍有极大兴趣并能够阅读；（8）表现出对他人的善意、谅解与合作态度。如果自己的孩子或学生没有表现出超常的心理和行为表现，家长也应该学会欣赏和发现自己孩子或学生的优点，也许正是家长和老师的发现、欣赏和肯定，造就了自己孩子或学生未来的超常表现。

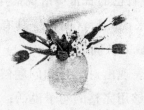

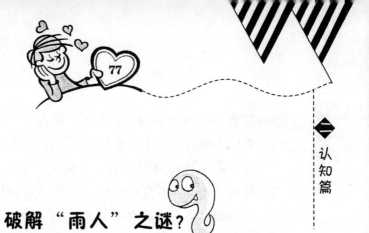

3.破解"雨人"之谜?

"雨人"是奥斯卡获奖影片《雨人》中对一名患有自闭症、却拥有超常计算能力的中年男子的称谓。

片中的"雨人"雷蒙，在心算和暗记方面具有超凡的天赋。他的弟弟查理是洛杉矶一名汽车商，父亲是百万富翁，但是由于查理少年时代的反叛，使他与父亲之间断绝了来往。在父亲死后，查理只获得了父亲留给他的一辆老式汽车，这令查理感到愤愤不平，决定追查遗产受益者。经过一番努力，查理得知受益者是他患自闭症的哥哥雷蒙。为了得到这笔遗产，查理担任了雷蒙的监护人，并将雷蒙带出了收养中心，开始了一个星期的旅行。在这段时间内，雷蒙表现出与常人不同的一面：如不愿乘飞机，不愿上高速公路，每日要看固定的电视节目，每餐要吃固定食品，只穿一种品牌的内裤等，这些都让查理哭笑不得，但为了那笔遗产，查理却又无可奈何，但是查理利用哥哥天才的记忆力，在赌场中获得大胜。查理对哥哥的感情由起初的疏远粗暴到最后的关心理解。

影片的剧情并不复杂，但却感人至深，让世界无数的观众为之倾倒。影片向公众介绍了一种特殊的自闭症患者的情况，

因为雷蒙（Raymond）的发音与"雨人"（Rain Man）很接近，查理小的时候把他的哥哥雷蒙念成"雨人"。

自从影片 1988 年公映后，"雨人"便成了自闭症患者的另一称谓。我国许多自闭症康复训练中心都以"雨"字来命名，比如我国第一家私立的自闭症训练中心就取名为"星星雨"，而许多自闭症患者的父母亲也把自己称之为"雨人"爸爸、"雨人"妈妈。那么，究竟"雨人"是一种什么样的人？如何看待"雨人"现象？

"雨人"是一种什么样的人

"雨人"是自闭症患者的一种形象的称呼，其医学称谓为自闭症（autism），它首先由美国儿童精神医学家卡勒提出，从 1943 年起，卡勒将在临床实践上还没有认识到的一种特异的儿童发育障碍定名为"早期的幼儿自闭症"，来描述他的 11 名患者，这些患者外貌正常有良好的机械记忆能力；极端自闭式孤独，和他人难以建立关系；对常规和物理环境强迫性的坚持不变；重复刻板的游戏，对玩具缺乏想象性、奇特的玩法；没有口语或口语发展迟缓、延宕，鹦鹉式的回语、仿说、代名词反转等。自从卡勒在学术上公开使用这一概念，自闭症这一概念才逐渐被人们所接受。自闭症是一种广泛性（弥散性）发育障碍，由于自闭症儿童在交流和沟通方面存在着严重困难，沉浸在自己的封闭的世界里，因此在我国有一段时间把它称为孤独症，甚至把孤独症与自闭症同时使用。但是从严格意义上说，孤独表现儿童的一种情绪状态，表明个体有孤独感，而这并不符合自闭症儿童的特点，自闭症儿童的特点是把自己

封闭起来，沉浸在自己内心世界之中，并不一定有主观的孤独感，因此，使用自闭症这一概念符合卡勒的原意。

在自闭症中，有一种类型的患者，尽管在人际关系互动方面异常，以及具有单调、重复性活动的兴趣模式，但与一般自闭症不同，这种类型的患者没有出现语言和智力发展迟滞现象，他们对事件和图形还经常表现出出色的记忆力。这种自闭症患者是德国儿科医生阿斯贝格发现的，也称阿斯贝格综合征，这就是我们所说的"雨人"。尽管"雨人"属于自闭症中的一种，但它和普通的自闭症患者有一些明显的区别。一是在语言方面，"雨人"5岁以后语言发展有明显进步；而一般自闭症患者5岁以后语言能力仍然没有多大发展，甚至有的患者出现退化现象。二是在社会适应方面，"雨人"在后天的生活中，有可能适应社会生活，甚至非常适应，但整体上处于一种自我中心的孤立状态，不会与人主动交往；普通自闭症患者则缺乏生活自理能力。三是在智能方面，"雨人"在某一方面表现出超出一般常人的能力，只不过他们的兴趣范围十分狭窄，他们在其他方面的知识十分贫乏，几近白痴的水平，因此，人们也把这类患者称为"白痴天才"、"天才症候群"等，他们的智能由于某一方面特别突出，就像汪洋大海中的一座孤岛一样，被称为"智能孤岛"现象；而普通自闭症患者大多处于弱智状态。四是在兴趣方面，"雨人"5岁以后兴趣特殊，具有特殊、特异技能，但与世俗格格不入，生活方式和习惯等表现奇异，成年后多数能结婚；而普通自闭症患者则兴趣固定，行为强迫刻板，认知有退化现象，成年后多数是单身生活。"雨人"在自闭症患者中的比例大约为10%～11%。由于"雨人"有着特殊的智慧才能，将这些才能挖掘出来，不仅可以使他们获得一技之长，提高生存能力，而且可以服务于社会，

对社会作出特殊的贡献，因此，"雨人"的现象更加引起人们的关注。

在文学作品和现实生活中，"雨人"并不罕见，有研究者曾经对我国传统寓言故事"郑人买履"、"买椟还珠"和"刻舟求剑"等故事中的主人公进行过分析，认为他们思维方式和行为表现具有自闭症的某种行为特征。而另一些研究者认为柯南·道尔的著名侦探小说《福尔摩斯侦探记》中的福尔摩斯是一个典型的具有特殊侦探才能的"雨人"。福尔摩斯在某些知识领域，如化学、解剖学方面的学识渊博程度令人叹为观止；但关于哲学、政治和现代文化方面的知识则贫乏得几乎一无所知。他的日常行为较为固定和刻板，很少与其他人交往；工作的时候整天精力十分旺盛，而没事的时候又整天在沙发上躺着，从早到晚，几乎一言不发、一动不动。并且他对于"140种不同类型的雪茄、纸烟和烟斗中的烟灰的研究"表现出强迫性兴趣。这些都十分符合"雨人"的思维和行为特征。在现实生活中，"雨人"也不胜枚举，被称为我国第一"雨人"的罗铮，生下来10个月的时候就被医生诊断为大脑发育不全。因为智力低下，步入而立之年的罗铮也只能含混地说出一些简单破碎的句子，数数不能到5。但他却对音乐有着非凡的记忆力和领悟力，并且无师自通地学会了用绘画来表现音乐，在中央美术学院画廊举办的油画展一度震惊艺术界。他的画被著名油画大师吴冠中先生称之为"心音心色"，在世界很多地方展出。而另一位著名的"雨人"舟舟，在传统智力表现上十分差，仅为30分，也就是终其一生舟舟的智力水平也只能达到四五岁孩子的水平。他不识字，不会做10以内的加减法，分不清纸币的面额，圆的方的也弄不明白。但是他在音乐指挥方面却显示出惊人的才华，成为我国著名的"弱智指

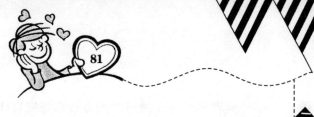

挥家"。

"雨人"现象的原因分析

关于自闭症产生的原因，传统的研究上存在着一些错误的观念。在 20 世纪 50 年代，一些心理分析学家认为自闭症的出现与父母的教养方式有很大的关系，他们认为自闭症患者的母亲是"冰箱妈妈"，所谓"冰箱妈妈"是指对自己的孩子冷漠而不负责任，这种观点使得自闭症患者的母亲产生巨大的思想压力。还有一种观点认为自闭症儿童的家庭层次较高、状况较好，而且父母均受过良好的教育，生活态度认真，对子女要求严格等；而后来的研究发现，自闭症的患者在各种文化、各种经济阶层都有出现，经济社会地位并不是自闭症产生的真实原因。另有研究者认为，所有的自闭症患者都有可能出现某一方面智能超群的现象，所有自闭症都可以用"雨人"来称呼，但事实上，"雨人"只是其中的少数，大多数自闭症患者是弱智或智力低下。

经过数十年的广泛研究，现在已经证实自闭症与父母教养方式无关，越来越多的证据表明生物学因素（主要是遗传因素）和胎儿宫内环境因素在自闭症的发病中有重要作用。例如根据对自闭症双生子的研究表明，自闭症在单卵双生子中同病率为 96%，而在异卵双生子中的同病率仅为 27%。又如应用 MRI（磁共振成像）对自闭症患者头脑检查已经发现，许多患者小脑的蚓部小叶部分发育不良。现在一般认为，不是一种而有可能是 20 多种基因对自闭症同时发生作用，因此，要确定自闭症的遗传基础还显得有些困难。但是，现在已经有许

多研究者应用分子遗传学的方法来研究自闭症患者基因方面的变异。环境因素，特别是在胎儿期间的外部环境因素（感染、宫内或生产期损伤等）也对自闭症发生着重要影响。例如有研究者发现，如果孕妇在怀孕期间服用某些药物，如雌性激素或可的松等，她们的孩子比其他孩子有更大的可能发展成自闭症。

至于为什么会出现"雨人"现象，有三种较为有代表性的解释：

一是缺陷补偿说，也就是某一个方面的生理缺陷通过另外一种方式进行了补偿。尽管解剖学上的缺陷是不易恢复的，但生理功能上的缺陷却有补偿的可能。"雨人"是智能缺陷以后的发展过程中，产生功能的重新组合和替代的结果。实际上，这种缺陷给患者带来了发展其他功能的动力。比如，平时正常人无意识使用的感觉，有生理缺陷的人却有意识地充分使用；盲人看不见，定向有困难，这促使他们充分利用和发展听觉、嗅觉、触觉和振动等常人在定向中不常用的感觉以帮助定向。同样，精神发育迟缓患者虽然在感知事物时不易抓住特点，但经有组织的学习训练，可突出事物的某些特点，使事物更典型化，加之反复实践，强化记忆，使有的患者把某种精神能量引向某种特殊的机械记忆或技巧上来，成为"雨人"。

二是智力构成学说。智力不是单一的心理活动，而是复杂的心理过程综合的结果。根据加德纳的多元智力理论，有研究者甚至认为智力是由120种要素构成的。倘若仅有极少数方面高度发育，其他方面低下，就有可能成为"雨人"。有研究者对此作过更为详细的解释，他们认为，智力包括了一般智力和个别智力。前者是指解决问题的一般性能力，代表着智力的整体背景，而个别能力却反映的是智力的各个特殊的方面，包括

言语能力、数字能力、推理计算能力、音乐能力、知觉能力、记忆能力以及视觉、空间能力，身体运动能力等。每个人都既具有一般智力，同时又具有个别能力，但是在一般智力和个别能力之间，各种个别能力之间，其发展程度不一定是均衡协调的，"雨人"正是这种不均衡性的一种极端表现。

三是熟悉块学说。有研究者提出，像日期推算这种行为强烈地激发着脑内作为动机性行为的神经基础的"奖赏系统"，从而出现了"自我刺激行为"，即自我追求并进行某一特定刺激并以刺激本身作为奖赏并感到满足的行为。这种情况与有烟瘾或酒瘾的人追求烟酒刺激，在性质和脑机制上是相同的。由于"自我刺激"的作用，患者脑内贮存了大量的数字关系，记住了大量有关日期推算的"熟悉块"，去回答各种问题；与此同时，又不断扩大"熟悉块"的库存量，"雨人"的令人吃惊的特殊才能，可能就是这样逐步形成的。

"雨人"的诊断与治疗

尽管"雨人"和一般的自闭症患者存在着一些区别，但大部分专家都认为他们属同一系列中的两种程度轻重不同的患者，或者说"雨人"是自闭症中程度较轻的患者，两者可以作为同一种类型的发展性障碍进行诊断。对"雨人"的诊断标准主要集中在四个方面：第一，在交流和沟通方面，"雨人"一般没有明显的语言或认知方面的滞后或障碍；第二，在社会交往方面，"雨人"的诊断标准和普通自闭症完全一样；第三，在行为兴趣方面，"雨人"的诊断与一般自闭症患者基本一样，如也会有狭隘与强烈的兴趣，也会有重复刻板的

动作，但他们较少对物体的某一方面或玩具的某些部分表现出不正常的专注与执着；第四，这些障碍不属于其他弥漫性发展障碍，也不属于一般的精神分裂和强迫症等。

家长的参与是对孩子作全面的自闭症评估诊断的重要环节。家长可以通过一些日常观察，发现自己孩子的发展状况。如发现孩子有以下的症状就应该引起警觉：叫孩子名字时他没有反应；孩子见人不认生；孩子老喜欢独自一人；孩子在某些方面显得特别"早熟"；孩子不喜欢玩具；孩子常常用脚尖走路；孩子对某些声音或物体出奇地感兴趣；孩子到 12 个月还不会发声或没牙牙学语；到 12 个月还没有手势如指点或挥别；到 16 个月还不会说单字的话；到 24 个月还不会说两个字的名字以及孩子业已习得技能有所倒退或丢失等。所有这些现象与国际学术界确定的自闭症的主要症状十分接近。因而，如果孩子有上述表现，就需要通过专业人员的评估，来诊断某一孩子是否有自闭症。

对"雨人"的治疗和干预，在全世界目前还处于比较初级的阶段。目前一般认为干预的重点应放在对社会意识技能训练、对实用语言能力的培养以及对行为的控制等几个方面。由于"雨人"缺乏理解与沟通的能力，因此通过言语领悟等方式，对"雨人"进行干预的效果是有限的，而行为干预技术是较为有效的干预手段。所谓行为干预技术是指根据患者所表现出来的行为状况，设定一些患者可以达到的行为目标，如果患者能够达到，则给予强化或肯定，这样逐渐按照治疗者的要求不断地塑造患者的行为。对于"雨人"来说，不管其学习能力如何，采取行为技术进行干预都是有效的。由于"雨人"的产生也与生物因素有关，因此，越来越多的专业人员会将根据"雨人"的不同情况，结合使用其他医治方法，如言语治

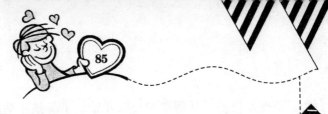

疗和药物治疗等。

如何与"雨人"相处

在很长一段时间里，自闭症被认为是一种终身性残障，在得不到有效治疗的情况下，自闭症发展预后前景确实很不乐观。但是并不必悲观，有关研究表明，越是晚出生的自闭症孩子，其预后效果越乐观。这表明随着时间的推移，人们对自闭症的了解越来越多，越来越有更多的办法处理自闭症问题；越早发现自己孩子的自闭症趋向，其治疗效果越好。对于大多数自闭症患者来说，我们可以通过一些特别的心理和行为干预，帮助患者发展与他人交往的能力，发展有效的沟通能力，教会他们怎样处理日常生活和自主生活的能力，从而成为一个能自食其力的人。

在这个过程中，父母的作用是十分重要的。但是，在我国，由于大多数父母不了解儿童发展的基本规律，他们往往对自闭症孩子出生后第一第二年的有关问题不能及时察觉；还有些父母认为早期滞后的孩子会在以后的发展中赶上正常孩子，因而他们往往持等待的态度；此外，由于中国社会对精神残障的歧视，使得父母对他们孩子的自闭症问题往往难以启齿。更有甚者，有些父母发现孩子的自闭症倾向以后，往往采取了排斥和放弃的态度。这样，使得自闭症患者，包括"雨人"患者难以得到及时干预，错失了干预的最佳时机，等到回过头来再来正视孩子的问题的时候，已经为时过晚，要治疗干预起来要困难得多。因此，对于父母来说，及早发现并接受治疗是十分关键的第一步，家长要克服挫折情绪，接受孩子的发展性障

碍，与孩子从简单的交流开始，了解孩子的问题，促进孩子基本技能的发展。既然上天给予了你一个特殊的孩子，那么，你就必须采取特殊的方式来与孩子相处，也许你的幸福和快乐就来自与自闭症孩子的交往之中。

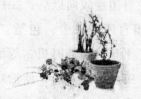

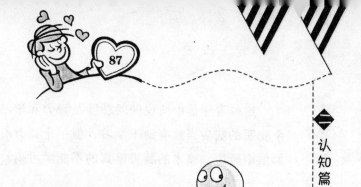

4．榆木脑袋真的不能学习吗？

这是一位打工青年的信，信的内容是这样的：

　　我出生在农村，生活在不起眼的角落里，我14岁就下地干活，不满16岁就出门打工。我心里有太多的感慨与无奈，而脑子里却是一片空白。我的人生就像是大海中的一叶失去方向的小舟，看不到前进的路。

　　我很笨，也许我真不是念书的材料。在我念小学的时候，教师就说我很呆板，家里人责骂我是笨猪，同学们也讥笑我是朽木。我的天空是一片灰色。老师的批语、家人的训斥、同学的讥讽，不但没有激起我的上进心，反而使我逃学，讨厌这所有的一切。

　　上了初中就更别提了，每天就是混，一天天、一年年就被我这样混过去了，直到今天还是在混日子。我是一个失败者，是懦夫，我不知道该怎样面对自己的人生。

　　在家里，父母总是说我是榆木的脑袋，榆木的脑袋真的不能学习吗？

　　此致

　　　　敬礼

　　　　　　　　　　　　　　　　　　某打工青年

这位青年信中所说的问题涉及智力和学习能力的问题，一个聪明的脑袋当然有助于学习，但一个智力不太高的人，或者如信中所说，榆木的脑袋就真的不能学习吗？

智力因素对学习的影响

智力是人在处理与外界环境的关系过程中所表现出的一种综合的能力。个体处理问题的能力有大有小，这就形成了智力的差别。一般来说，智力在人群中呈现出一种钟形曲线的分布，也就是智力特别好的和智力特别差的人都非常少，而大多数人处于中间水平。如果一个人的智力特别差，那么他确实会在学习、工作和生活过程中遇到比别人更多的麻烦，他的学习能力也确实比别人弱一些，这是我们应该承认和尊重的客观事实。

但是，在现实生活中，也往往有这样一种现象，由于智力的概念最初是和学习能力联系在一起的，以至于有不少的学生往往形成了这样一种观念，也就是把学习成绩不好归结于脑袋不行，自己笨。这样，对自己的学习和人生发展产生失望和消极心理。我们所谈的正是这样一种现象。

其实，智力在心理学上是一个十分复杂和引起广泛争议的概念，至今并没有一致的观点。传统观念对智力的看法比较重视一个人基本解决问题的能力，并且偏重于在普通学校教育中获取知识和技能的能力，因此，那些在传统智力上表现较差的人自然感到前途暗淡。然而，这种智力观点正在日益被推翻，人们越来越认识到，学习能力虽然是智力的重要组成部分，但决不是智力的全部。人的智慧的表现形式是多种多样的，人的

智慧的差异也是千差万别的。美国著名心理学家加德纳提出了被广泛接受并认可的多元智力理论。加德纳认为，智慧并不是由单一的综合能力组成，而是表现为多个方面。他认为人类至少有这样一些智力：一是语言智能，即以文字进行思维和应用语言表达意思的能力。二是数学逻辑智能，即完成数学运算的能力。三是空间智能，即三维思维的能力。四是身体运动智能，即操控物体和熟练控制身体的能力。五是音乐智能，即具备敏锐感知音调、旋律、韵律和音色的能力。六是人际关系智能，即理解他人并能有效与人交流的能力。七是自我认识智能，即认识自己的能力。八是自然智能，即观察自然界的模式和认识自然以及人造系统的能力。这八种不同的智力都同时存在于人的智力结构之中。每个人在这八种智力方面的表现是不一样的，有的人某些方面能力强一些，但另一个方面的能力也许会弱一些，那些在数学成绩表现方面比较差的学生，并不一定就是智力较差的人。

加德纳的多元智力理论对于任何一个学习者的启示是，每一个人都有可能有自己的长处和优势，上帝给你关闭了一扇窗户，必定在某一个地方为你打开了另一扇窗户。因此，每个人要善于发挥自己的长处，避免自己的短处。而多元智力理论对于学校教育者的启示是，每一个学生都是特别的，都需要给予同等的关注，一个学生在某一个方面表现较弱，并不意味着他一无是处，要注意发现他的优点，通过积极肯定和发挥学生的优点，培养学生的自信，使他们形成克服困难的信心，促进学生的成长和进步。

非智力因素对学习的影响

非智力因素是泛指除智力因素以外的其他心理因素总称。根据心理学的二分法，人的多种多样的心理活动可以分为认识和意向两大系列。人的智力因素与认识活动相联系，而人的意向活动是与在认识世界过程中所伴随的心理活动相联系的。在认识世界的过程中所伴随的一切心理活动，都可以笼统归为非智力因素的概念。从非智力因素这个概念的界定情况来看，非智力因素并不是一个十分科学和规范的概念，因此，在西方心理学界已经很少使用这个概念，或者用另外一些比较精细的概念来取代非智力因素这种笼统的说法。但是在我国心理学界，非智力因素依然作为一个十分重要的概念进行使用，并且作为我国心理学研究的重大发现。这可能与20世纪80年代在我国社会中十分重视智力因素，而对影响学习的其他因素忽视有关。这就是为什么人们学习成绩不好，总是习惯于从智力上找原因的思想基础。

我国学者燕国材较为细致地分析了非智力因素的内涵，他认为人的非智力因素主要包括动机、兴趣、情感、意志和性格等五个方面，所谓动机是指人们为什么进行学习的内部和外部原因；兴趣是人们对某种事物和任务所表现出的特殊偏好；情感是指在学习过程中所伴随的一种主观体验和态度；意志是指在学习过程中克服困难的勇气和信心；而性格是指个体所表现出的相对独立的心理品质和倾向。具体来说，包括成就动机、求知欲望、学习热情、自尊心、自信心、好胜心、责任感、义务感、荣誉感、自制性、坚持性、独立性等12个方面。也许

影响人学习的因素并不限于上述列举的方方面面，但从上述列举的情况来看，一个人的学习能力较弱，学习成绩不好，智力因素固然是非常重要的，但是非智力的因素也影响其中，对学习过程产生着重要的影响。

那么，智力因素和非智力因素在人的学习过程中究竟有什么样的作用呢？为了寻求答案，美国斯坦福大学推孟等曾经对1000多名智力超群的个体进行了长达30多年跟踪调查：他通过智力测验挑选了那些智力测验中分值很高的个体，考察他们的人生发展情况。调查表明，与一般人相比，那些智力高的个体发展确实比较好，他们中大多数人都成了著名学者、医生、律师、企业主管等，说明智力因素对人的影响是客观存在的。但是调查同时也表明并不是所有智商高的人必然都发展良好，在智商高的个体中也有不少沦为罪犯、穷困潦倒者，这表明智力因素是事业和人生成功一个条件，但不是最重要的条件，非智力因素在成长过程中有着重要的影响。

在我们的现实生活中，也经常看到类似的现象，进入同一所大学的学生其智力水平相差无几，处于同一发展水平。在大学结束或工作一段时间以后，却呈现出很大的差异，除了专业的不同、学习方法的差别和今后工作的环境有一定的影响以外，对一个人影响最大的是非智力因素，是一个人的性格、个性、心理素质、思想道德素质等因素。因此，有的畅销书作者甚至认为，在人的成功中 20% 归于智力因素，而 80% 归功于非智力因素。爱因斯坦有一句至理名言：人的差异在于业余时间。人在工作时候，都是每天八小时上班下班，并没有什么差距，但八小时以外，有人仍在学习钻研，而有人则打牌下棋玩乐，这样就呈现出差异。而支持八小时以外仍坚持工作的因素，就不是智力方面的因素，而是非智力的因素，包括对工作

的热爱、责任心、毅力和高度的自觉性等。

榆木脑袋如何学习

从上述对影响学习的智力因素和非智力因素的分析来看，影响人的学习的因素是多种多样的，这就为看待学习能力问题提供了一个十分开阔的思考空间。对于那些智力因素较差的个体，完全可以通过对智力因素的合理对待弥补智力的不足。

首先，接受智力的差异。人的智慧存在着很大的差异，有天生聪明者，也有天生迟钝者。生而知之自然是人之所渴求的，但这种人毕竟是少数，即使像伟大的教育家孔子，也认为自己不是生而知之者，他曾经深有感触地说："我非生而知之者，好古敏以求之也。""十室之邑，必有忠信如丘者焉，不如丘之好学也。"但智力因素并不是决定成功的惟一因素，关键在于自己对学习的态度。我国清代有一个叫彭端淑的学者，曾经用两个四川和尚的故事，生动扼要地说明了先天的条件与后天努力之间的关系。故事是这样的，四川一个小镇有两个和尚，其中一个穷，一个富。穷和尚告诉富和尚说他要到南海去朝圣。富和尚说，我多年想买船到南海都没有去成，你用什么去呢？穷和尚说，我只用一个碗和一瓶水就够了。一年后，穷和尚从南海回来，而富和尚却依然原地未动。对这个故事，彭端淑发表了一段十分深刻的议论，他说："天下事有难易乎？为之，则难者易矣；不为，则易者亦难矣。人之为学有难易乎？学之，则难者亦易矣；不学，则易者亦难矣。""吾资之昏，不逮人也，吾材之庸，不逮人也；旦旦而学之，久而不怠焉，迄乎成，而亦不知其昏与庸也。吾资之聪，倍人也，吾材

之敏，倍人也；摒弃而不用，其与昏与庸无以异。圣人之道，卒于鲁也传之。然则昏与庸聪敏之用，岂有常哉？"最后，他得出结论："是故聪与敏，可恃而不可恃也；自恃其聪与敏而不学者，自败者也。昏与庸，可限而不可限也，不自限其昏与庸而力学不倦者，自力者也。"这篇议论，虽然文字并不长，但却非常辩证地说明了聪与昏、敏与庸之间的辩证关系。如果我们接受了智力差异这种客观现实，在现实的基础上，努力弥补自己的不足，别人学一遍学会，我用十遍学会；别人学十遍会的，我用一百遍来学，虽然愚笨，总是每天有收获和进步，久而久之，也未必能显现出智力的差距。

其次，寻找自己的优势和长处。俗话说，尺有所短，寸有所长。根据当前人们对于智慧的理解，人的智慧决不仅仅表现为学习能力这一个单一的方面，智慧的形式是多种多样的，获取智慧，促进发展的路径也是多种多样的。我国南宋大文学家欧阳修曾经写过一篇非常有意思的文章，讲的是北宋有一个叫陈尧咨的人，箭术高超，当地人无人能及，他因此目空一切。一天他在射箭场练箭，射十枝有八九枝正中靶心。围观的人都说好，但有一个卖油的老人却颇不以为然。陈尧咨见此情景，很不高兴，就问原因，老人说，这没有什么，只是熟能生巧罢了。于是，老人把一个装油的葫芦放在地上，又把一枚铜钱盖在葫芦口上，然后用勺子舀起一勺油，高高举起，朝钱眼倒下去，只见油像一根线一样穿过钱眼，流进葫芦里，勺里的油倒完了，铜钱上一点油星也没有。这个故事同时也告诉人们，每个人都有自己的优势和长处，只要勤学苦练，都能达到令人惊异的程度。不能因为见到别人的长处而忽视自己的长处。

再次，树立学习的信心。信心是学习过程中重要的非智力因素，只有对自己的学习能力充满信心，个体才能够有足够的

力量应对学习的压力和挑战，若相反，则会对自己学习能力产生怀疑。2001年《中国青年报》曾刊载过署名为端木的题为"我以性命担保她行"的文章，讲述的是一个中国女孩在国内接受教育时，被老师断定为"没有数学脑子"，理科成绩也非常差，连父亲都怀疑"也许女儿真的缺乏逻辑思维能力"？她也逐渐丧失了对学习的自信和兴趣，开始厌学。但是后来一次偶然的机会，成功申请到美国去留学，在美国学校教育环境下，她逐渐找到了自信，不仅数学学得非常好，而且各方面都表现十分出色。而这一切都源于美国老师对学生的评价，美国所有的老师在对学生的评价时都采取了非常积极的肯定。其中最后一段写的是父亲问女儿是否记得一个老师对她的评价："我以性命担保她行，对此一秒钟都不应该怀疑"时，她女儿热烈地回应"Yeah!"这个在中国学校教育环境下被教师判处死刑，对自己学习缺乏信心的学生，在美国学校教育环境下却获得了新生，各方面表现都显得十分优秀。这个故事曾经鼓舞了无数的家长，充分说明信心在学习过程中的作用。虽然信心等非智力因素并不能代替智力因素，但它为学习过程提供了强大的精神支撑。在这种精神支撑的作用下，人们有了面对问题的勇气，它帮助人们克服了学习过程的障碍。

最后，培养积极思维方式。一个人面临学习和生活困境的思维，有一个清醒的头脑和合理的思维方式是至关重要的。理性情绪治疗的方法为解决人们心理困惑提出了一个较为现实合理的思路。理性情绪疗法认为，人之所以陷入心理上的困境，主要是源于在他的思想观念中存在着非理性的信念，如果一个人采取理性的方式来对待生活中的一切，那么，就能够摆脱认识上的困境。一个学习成绩不好的学生，难免会使自己产生一些不合理的思维方式，比如说"我是笨的"，"我是个失败

者"，"我心智有问题"，"我无法改变自己"，"如果不聪明，将是很可怕的"，"我是懦夫，我无法承受变化"等。然而，如果个体调整自己的思维方式，用一种更为积极合理的方式来对待学习和生活，尽管这种思维方式不可能使自己变得更加卓越，但它可以消除人们心中的阴霾，使自己坦然地面对生活，寻找一片属于自己的天空。

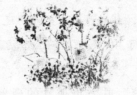

5. 为什么会出现"狼孩"现象？

1920 年，在印度加尔各达东北的一个名叫米德纳波尔的小镇，人们常见到一种"神秘的生物"出没于附近森林中，往往是一到晚上，就有两个用四肢走路的"像人的怪物"，尾随在三只大狼后面。后来，人们打死了狼，在狼窝里终于发现了这两个"怪物"，原来是两个裸体的女孩。

这两个小女孩，大的约七八岁，小的约两岁，分别取名叫卡玛拉和阿玛拉，一起被送到米德波尔的孤儿院抚养。小的很快死去，卡玛拉则活到了 1929 年。她被发现的时候，只有狼的生活习惯，她用四肢走路，手掌、脚掌同时着地；她不吃素食，而用牙齿撕肉吃；她怕水、怕火、怕光，从不让人为她洗澡，冬天也不让穿衣盖毯，白天睡觉，夜晚潜行；每到深夜就引颈嗥叫，两眼发出狼一样的寒光。她妹妹死的时候，她嬉笑如常，毫不悲伤。她有嘴不会说话，有脑不会思维，经过人类近 10 年的抚养、教育，到她快 17 岁时，还一直没有学会成句的话，勉强学会了 40 几个单词，智力相当于 4 岁儿童的水平。

"狼孩"并不是孤立的现象，据文献记载，自 18 世纪到今天，世界上为野兽所抚养的"兽孩"大约有 30 个，其中有

"猴孩"、"熊孩"、"豹孩"和"狼孩"等。"狼孩"现象引发了无数哲学家、教育学家、心理学家、社会学家思考，到底为什么会出现"狼孩"现象？"狼孩"现象给我们什么样的启示呢？

发展的关键期

"狼孩"现象在发展心理学看来，是一个发展的关键期的问题。所谓发展的关键期是指人或动物的某些行为与能力的发展有一定的最佳时间，如果在此时给以适当的良性刺激，会促使其行为与能力得到很好地发展，反之，则会阻碍其发展，甚至导致行为与能力的缺失。"狼孩"卡玛拉在被发现时，已经在狼群里生活了七八年，在她感觉、知觉、思维、语言和行为等形成和发展的关键时期，她不是与人类交流，而是与狼为伍，因而错过了形成这些能力的最佳时期，虽然被发现以后接受了教育和训练，但是并不能弥补早期发展关键期没有与人类交流的损失。看来，在关键期内的发展确实对人的一生某些能力的发展起着十分重要的作用。

关键期这一概念来自于动物习性学的研究，动物习性学家洛伦兹在喂养一些鸟类的时候，发现鸟类和一些动物在刚出生的很短的时间以内，会对母亲产生依恋的心理和行为，而错过了这个时期，就很难再形成依恋，如山羊在出生后的最初5分钟内就必须与母山羊建立联系，否则再回到母山羊身边就要受到攻击。而出生5分钟以后离开母亲的山羊回到母亲身边时，却能相安无事，显然它们已经建立了母子关系。关键期的发展在鸟类学习通常流行的鸣叫风格、动物学会区别同一物种中的

雄性和雌性个体、哺乳动物的双眼视觉等现象中得到了证明。

那么在人类行为中是否存在着这样的关键期呢？人的生理发展存在着关键期现象，这已经得到了多方面的研究证明，比如婴儿在胚胎发展期间，在某一个阶段是机体各种系统与器官迅速生长发育的时期，如果一个孕妇在这个期间服用了对胎儿发展有影响的药物，那么这种药物对胎儿的影响则不仅取决于药物的作用，还取决于胎儿在哪一个发展阶段。我国 20 世纪 60～70 年代出生的孩子中，有不少长大以后形成"四环素牙"，很有可能与当时孕妇在怀孕期间患感冒后，在牙齿发育的关键期内吃了四环素有关，因为当时认为四环素对于孕妇和小孩都是十分安全的药物，却没有想到对孩子牙齿产生影响。在儿童大脑的发育过程中，也存在着关键的时期，婴儿的大脑在单侧化没有完成之前，具有较好的机能代偿的功能。研究表明，大脑两半球不仅在解剖上而且在功能上也存在着差异。在新生儿出生时，就存在着大脑的单侧化现象，但这种倾向只表明两半球在功能上存在着量的差异，而并非质的区别。以后，随着婴儿大脑的逐步发育成熟，这种单侧化倾向逐渐发展，并最终导致两半球在功能上出现更大的差异。大脑两半球的功能不同，当某半球受到损伤，另一半球的功能可能会产生替代性功能补偿，这就是所谓的机能代偿。如语言中枢受损伤，在 5 岁以前另一侧脑半球可以进行功能补偿，而不会产生永久性的功能丧失。

关键期的概念也广泛运用在心理发展上，比如美国心理学家格塞尔认为，个体的成熟与生理的发育时间表有很大的关系，在生理发展没有做好准备之前，发展婴儿的某种技能，实在是等于拔苗助长，而只有当婴儿某种能力处于一种积极的发展阶段时，促进其发展才是最适宜的。瑞士心理学家皮亚杰认

为人对外部世界的认识和建构的过程呈现一定的阶段性，他把儿童的认知发展划分为感知运动阶段、前运算阶段、具体运算阶段和形式运算阶段。每一阶段儿童思维发展水平是不一样的，其认知发展的重点也是不一样的。而著名精神分析心理学家弗洛伊德认为儿童早期的经验对日后的人格发展具有十分重要的意义，每个人的心理性欲都要经历口唇期、肛门期、性器期、潜伏期和性征期等五个阶段，如果在这五个发展阶段个体出现挫折或阻碍，那么人的一部分精神能量就会固着在这个阶段，当个体在今后发展过程中遇到挫折后，就非常容易产生退行作用，即用幼年时期解决心理问题的办法解决成年人的问题，而产生精神和心理方面的问题。而另一位精神分析学派重要的心理学家埃里克森则把人的一生发展分为八个阶段，每一个阶段都有各自重要的人生任务，如果这种人生任务得以解决，就会使个体形成某种积极的品质，有助于下一步的发展；而这种人生任务不能很好地完成，就有可能形成某种不良的心理品质，并带入下一阶段的人生发展之中，对人生发展产生消极的影响。从上述理论学者对人的心理发展的论述来看，可以说所有主张人的心理发展存在一定阶段性的学者，都或多或少地认为在一定的发展阶段中，个体对某一种经验特别敏感，存在着某种心理发展的关键期。

看来，关键期的发展不仅存在于动物和人的生理发展之中，而且广泛存在于人的心理发展之中。

人的关键期的特殊性

人类个体在发展过程中存在着发展的关键期，那么到底如

何来看待个体发展的关键期呢？

早期人们对关键期的看法受动物习性学观点的影响，把关键期看得过于绝对，并且是不可逆转的。比如洛伦兹在早期研究中认为，鸟类和某些动物的印刻作用是不可逆的，它只发生在关键期内，如果超出了关键期，鸟类就不会跟随母亲，而只会跟随使它产生印刻作用的活动的物体。并且洛伦兹还发现印刻作用是十分稳定的，人工喂养的寒鸦到了繁殖季节只会回到饲养员身边，无法在鸟群中找到自己的配偶。这样给关键期的发展打下了绝对化的痕迹，给人们描绘了一幅十分暗淡的发展图画。可是，到了20世纪70年代以后，人们对关键期的概念有了新的变化，人们发现许多特定的关键期（如在一定时期出现的印刻现象）只存在于某些物种之中，即使是鸟类，也有不发生印刻作用的特例。并且有研究发现，在关键期之后，如果将适宜的刺激呈现足够长的时间，同样也可以产生印刻现象。洛伦兹本人也采取这种办法，使那些对他形成印刻作用的鸟类，改为对它的同类形成印刻。（图2-6）这样，就使得关键期的概念并不像过去那么绝对，而是充满了一定的弹性，关键期也越来越用另一个名词所代替，即发展的敏感期，也就是在这样一个阶段个体对某些方面的刺激十分敏感，更容易形成某种心理和行为特征。

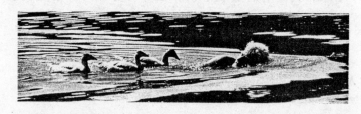

图2-6　洛伦兹通过与鹅一起游泳来消除印刻作用的影响

对于人类个体来说，尽管人们普遍承认关键期在胚胎和神经系统发育过程中的作用，但这并不意味着在学习和心理发展中一定有对应的效应。对关键期的理解，与其说是个体接受外部刺激的期限，不如说是对外部刺激可接受的程度，即学习水平更为妥当。因为如果仅仅从时间角度来理解关键期，它的涵义只是说在关键期内个体可以学习，而超出或未到关键期则不能学习。而如果把关键期理解为可学习的水平的话，则表明在关键期内可以学到较高的水平，而在其后则不容易达到这一水平，但经过足量的刺激也能达到或接近这一水平。这样关键期就不再是一个令人生畏的概念了，人们对关键期的理解也充满了弹性和可塑性。所以对于人类发展的关键期，更多的以敏感期来代替，意指个体在某一个阶段对某一种刺激特别敏感，如果在这个时期发展这个方面的能力，可能效果更好或达到的水平更高，但是，如果错过了这个时期，也许个体将付出更多的努力才能达到这个发展水平。

敏感期的观点得到了许多事实和研究的证明，许多证据表明，那些即使在儿童期受到极端恶劣环境的影响而错过了发展的关键期的个体，只要在后期通过有效的帮助，依然可以达到一个非常好的水平。一个非常著名的例子是 20 世纪 30 年代末，有一位叫伊莎贝尔（化名）的小女孩，由于她是私生子，他父亲害怕被人发现，就把她和她的既聋又哑的母亲与世隔绝地关在一个黑房子中，与其他家庭成员完全隔离。当她被"解救"时已经 6 岁了，她不会说话，能力严重落后，智力测验（斯坦福-比内测验）的得分相当于 19 个月的大儿童。由于营养极度不良，她还患有佝偻病。但经过后来的教育和训练，她进步卓著，到 8 岁时已达到正常教育水平。据有研究者观察，她在 1947 年（15 岁）时给人的印象是一个"非常聪明、

活泼、精力充沛的小女孩"。在此之后，她继续取得显著进步。虽然伊莎贝尔在早期生活与人有过接触，但其当时的生活条件总的来说是骇人听闻的，尽管如此，她的复原却很迅速，后期的更为积极的经历使她从 6 年前的不幸遭遇中恢复过来。

关于敏感期的观点在以后的研究和教育中得到了越来越多研究者的支持。他们认为，个体在发展的每一个阶段都是十分重要的和可以改变的，尽管早期的经验对发展很重要，但由于人类具有高度的可塑性和适应性，具有灵活的中枢神经系统，具有灵巧的动作，具有抽象的符号系统，具有交流信息和情感的语言系统，具有覆盖全部生活的社会系统，因此人类具有适应不断变化的环境的高度灵活性和变通性，不可能使自己局限于早期的关键期的发展局限之中。有的研究者认为，人们以前所列举的"狼孩"的例子，并不能严格作为错过关键期的证据，因为这些"狼孩"也许并不是一出生就被狼带走养大，他们可能只是被父母抛弃的自闭症、精神病或智力落后的儿童，在某些情况下，他们被人发现之前仅仅被遗弃了很短一段时间。由于这些儿童来历不明，我们无法猜测长短不明的那段被隔离时间对他们的发展产生了怎么样的影响。因此，对人类的发展敏感期的观点应抱更加积极乐观的态度。

如何看待个体发展的敏感期

那么，我们如何看待个体发展的敏感期呢？

首先，人类发展的敏感期是客观存在的。在个体成长和发展的某一个阶段，个体时刻处于一种积极的准备和接受状态，它对外界的刺激格外敏感，如果这时能得到适当的刺激和帮

助，他的某种能力就会迅速成长起来。这已经被无数研究所证实。比如个体在 1～3 岁是口语学习的敏感期，4～5 岁是书面语学习的敏感期，0～4 岁是形象视觉发展的敏感期，5 岁以前是音乐学习的敏感年龄，5 岁左右是掌握数的概念的敏感期，10 岁以前是学习外语的敏感年龄，也是动作机能掌握的敏感年龄，在上述这些敏感的年龄段开展适宜的教育和引导，孩子的学习效果会更好一些，学习的水平也更高一些。因此，应抓住儿童发展过程中的敏感时期，促进儿童积极发展。

其次，不要把敏感期绝对化。尽管在敏感期内人的机体处于一种积极的调整状态，学习的效果更好一些，水平更高一些，但这并不意味着错过这个敏感期以后个体就不可能再获得某种能力和技巧。事实上，个体在发展过程中具有非常大的可塑性。比如，尽管开始学习外语的最佳年龄在 10 岁以前，但这并不意味着 10 岁以后就不能学好外语，我国农村大多数小学和初中都没有学习外语的条件，很多农村学生在高中以前并没有接触到外语，但他们通过学习和努力，完全可以在大学期间弥补过去外语学习的局限性。因此，不要把敏感期间的问题绝对化，否则就很难理解通过心理治疗能够治愈幼儿时的精神损伤了。

再次，对个体发展持积极乐观的态度。敏感期的观点为个体发展提出了一种积极的信念，即任何时间开始学习都不会太晚，人的发展具有我们难以想象的可塑性，我们应该对个体的发展持一种积极乐观的态度，不断地克服自己心理上的局限性和思想上的畏难情绪，以积极的心态面对来自生活的一个又一个挑战，来突破人生发展的一个又一个极限。也许在这个时候，敏感期的问题就不再是人类发展的障碍，而是人的发展的一种积极增进因素，它帮助人类获得了更好的发展空间。

三、情感篇

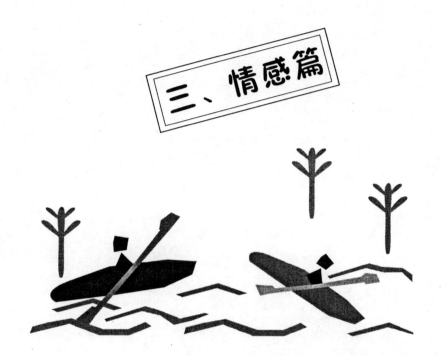

1．小鸡为什么围着婆婆转？

在生活中，我们经常可以看到这样一幕：婆婆拿了一把米给小鸡吃，小鸡蜂拥而至，把婆婆扔在地上的米吃完了，就陆陆续续地离开了。可是有几只小鸡却不一样，尽管婆婆手中已经没有了米，但它们总是婆婆走到哪里跟到哪里，一步也不愿意离开，好像婆婆就是它们的妈妈似的。小鸡为什么围着婆婆转？它们为什么会与婆婆这样亲近呢？

依恋心理的产生

小鸡围着婆婆转这种现象在心理学上称之为依恋，它是幼小动物和养育者之间形成的一种积极的情感连接。低等动物和鸟类的依恋发生在它们刚出生的很短时间内，动物学家洛伦兹在观察一些鸟类刚孵化出来的行为时，发现刚出生的鸟类有一种跟随大的物体的倾向，这种倾向有助它们在恶劣的生存环境下找到它们的养育者，提高生存的可能性。洛伦兹把这种现象称之为印刻作用。在一般情况下，鸟类刚孵化出来时，见到的第一个大的活动物体就是它的妈妈，所以鸟类对它的妈妈或同类产生依恋，这是自然界的普遍现象。但是洛伦兹用一个孵卵器孵出了一只小鹅，这只小鹅刚出生时看到的第一个大的活动

物体是洛伦兹，这样，一个非常有意思的现象也就发生了，小鹅把洛伦兹当成了自己的妈妈，洛伦兹走到哪里，它就跟到哪里，甚至像对鹅妈妈一样对他的呼唤作出反应，就像总是围绕婆婆转的小鸡一样。（图 3-1）后来，洛伦兹把这种研究推广到其他动物，他进一步发现，很多物种都有一个明显的印刻作用，鸟类和低等动物印刻的作用对它们是十分有用的，它有助于把幼小的动物吸引到父母身边，以得到食物和保护，免遭天敌的危害和其他灾难。

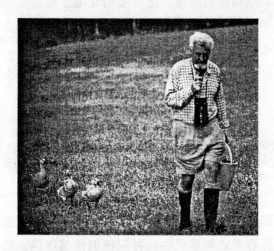

图 3-1　洛伦兹抚养的小鹅对他产生了印刻作用

那么，人类个体有没有这样的印刻作用呢？有研究者曾经在医院做过实验，这个实验分成两种情况：一种情况是让婴儿在出生时看妈妈一眼，然后 4 小时后和孩子待上 30 分钟；另一种情况是"增加母婴接触"，即在婴儿出生后的头 3 个小时里，有 1 小时是和妈妈在一起，在头 3 天里，每天下午与孩子的接触时间比第一种情况增加 5 小时。根据这项研究，研究者得出，出生后的头几个小时是关键期，母婴多一些时间待在一

起将形成更紧密的情绪联结，早期母婴接触多的孩子不仅更健康和聪明，而且也更灵活，反应更快。但是，这项研究的结论并没有得到设计更仔细的研究结果的支持。持怀疑观点的研究认为，被收养的婴儿、早产儿和经剖腹产的婴儿都能正常发展，并和他们的妈妈感情深厚。依恋对人的发展如此重要，不大可能完全取决于生命开始的几个小时。人类有很强的适应性，在生命的头一年里有很多机会形成依恋。由此看来，人的依恋行为的影响因素显得更为复杂多样，也许真正意义的印刻作用只是存在于鸟类和某些兽类。

尽管没有充分证据表明在生命的头几个小时与婴儿在一起会对婴儿与父母的依恋产生印刻式的关键作用，但是如果在生命早期剥夺与父母之间的积极情感联结会对个体心理健康产生重要影响，这已经得到多方面的证实。英国精神分析学家鲍尔比通过研究和观察发现，在教养院和孤儿院长大的婴儿，经常表现出各种各样的情绪问题，包括不能与别人建立亲密持久的人际关系。在经历短期正常家庭生活后被迫与亲人长期分离的婴儿中，也有类似的症状。说明婴儿与养育者之间建立的积极情感性依恋关系，对人的一生发展起着重要的作用。因此，虽然早期母婴接触不是必要的，但是让父母在生命的头几个小时与孩子待在一起是符合人道的和顺应自然的，对依恋的形成会产生积极的影响。

影响依恋的因素

尽管人类并不像鸟类和其他一些动物有明显的印刻作用时期，但是对于人类来说，生命的头几年与看护者（通常是父

母）之间的情感联系对依恋的形成是十分重要的。

关于人类依恋的影响因素，最初人们一般认为婴儿的依恋与母亲的喂食有着直接的关系，也就是婴儿之所以对母亲产生依恋，主要是因为母亲为婴儿提供了食物，就像小鸡之所以围着婆婆转，是婆婆提供给小鸡食物一样，这种理论被称之为碗柜理论。但是，这种理论被一个非常著名的实验颠覆。美国有一位叫哈洛的心理学家利用与人类最接近的恒河猴作实验，他制做了两种假猴子妈妈，一种假猴妈妈是用铁丝编成的，在这个假妈妈身上放一个奶瓶；另一个假妈妈是用毛绒绒的金丝绒做成的，这个假妈妈身上没有任何食物。然后，把刚刚出生的幼小猴子与这两个假妈妈放在一个笼子里。按照一般的解释，铁丝妈妈提供给幼小猴子食物，小猴子应该更喜欢铁丝妈妈，经常与铁丝妈妈在一起。可是，实验却发现一个非常有趣的现象，小猴子经常到铁丝妈妈那里去吃奶，但却总是与金丝绒妈妈呆在一起，当小猴子在外面受到惊吓以后，也总是跑到金丝绒妈妈那里去。显然，小猴子并不因为铁丝妈妈提供给它食物而更与它亲近，而是因金丝绒妈妈给它柔软的感觉而对她形成依恋。（图3-2）说明接触和抚摸比喂食对形成依恋更重要。

后来，美国另一位心理学家安斯沃斯认为，婴儿的依恋可能与母亲在头一年的养育方式有很大的关系。她认为，对婴儿需要的敏感和精心照顾更容易使婴儿产生依恋心理，也就是母亲的精心照顾对婴儿的依恋心理的形成有重要的影响。这里就暗含着一个假设，即婴儿的依恋是由母亲的"恰当行为"产生的，婴儿之所以没有产生依恋心理或产生不好的依恋心理，是由母亲造成的，即所谓"冰箱妈妈"造成了婴儿不好的依恋或形成不了对母亲的依恋。这样，也给一些母亲形成了一定的心理压力和负担。但这种假设也被推翻，尽管母亲的精心照

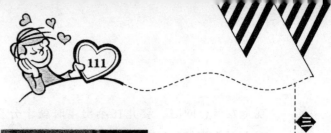

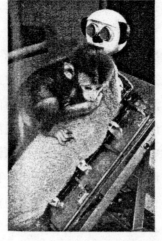

图 3-2　恒河猴受到惊吓后总是跑到金丝绒妈妈那里去

　　顾与婴儿的依恋存在着一定的关系，但两者之间并不存在着一一对应的关系，婴儿的气质类型、父母养育方式、周围环境的变化等诸多因素都对依恋心理的形成产生着重要的影响。

　　那么，究竟什么因素对婴儿的依恋产生着重要影响呢？也许诸多因素都参与其中，并且各种影响因素的作用是相互关联的，婴儿的喂养方式，婴儿与养育者之间的接触和互动，婴儿的生理特点，环境因素的影响等都非常重要。婴儿的喂养不仅定期地提供给婴儿以稳定的食物，而且还包括喂养过程中与婴儿的互动关系。在哺乳过程中，婴儿和母亲之间有一种姿势的互相调整，当婴儿在吮吸母亲的乳头或以"拥抱"状态被抱起时，婴儿会感到特别轻松愉悦，并且把躯体与成人的身体融为一体，这样就自然形成了对成人的依恋。婴儿在刚出生时，对人的面孔有特别的偏爱，并且特别偏爱那些与他们保持目光接触和交流信息的成人。经常与婴儿进行视觉接触有助于婴儿

视觉发展；同时，婴儿在刚出生时就十分喜欢用手进行抓握，对人形成依偎，这是婴儿为生存和发展与生俱来的一种本能，如果经常和婴儿进行抓握活动和常抱抱婴儿，也有助于依恋行为的产生。不同的婴儿对人的依恋方式是不一样的，那些在气质上比较容易与人亲近的婴儿更容易形成依恋，而那些在气质上表现难以与人交流的婴儿形成依恋则较为困难。在一个相对友好的家庭环境中的婴儿，更容易形成积极的依恋，而那些相对不太友好的环境中成长起来的婴儿，比如说孤儿院、收容所里的婴儿，则难以形成积极的依恋。因此，我们既不能过分看重某一方面的因素在依恋心理形成过程中的重要作用，也不能忽视其他因素对婴儿的重要影响，应从综合的角度来分析和看待婴儿依恋心理的形成和发展。

依恋的发展

婴儿的依恋心理并不是一出生就存在的，而是有一个萌芽、产生和形成发展的过程。鲍比尔通过长期观察，发现婴儿的依恋心理的形成可分为三个阶段。

第一阶段是无差别社会反应阶段（0～3个月）：这个时期婴儿对人反应的最大特点是不加区分、无差别的反应。婴儿对所有人的反应几乎都是一样的，喜欢所有的人，喜欢听到所有的声音、注视所有人的脸，看到人的脸或听到人的声音都会微笑、手舞足蹈。同时，所有人对婴儿的影响也是一样的，他们与婴儿接触，如抱他、对他说话，都能引起他高兴、兴奋，都能使他感到愉快、满足。此时婴儿还没有对任何人（包括母亲）的偏爱。

第二阶段是有差别的社会反应阶段（3~6个月）：这时婴儿对人的反应有了区别，对人的反应有所选择，对母亲更为偏爱，对母亲和他熟悉的人及陌生人的反应是不同的。这时的婴儿在母亲面前表现出更多的微笑、咿呀学语、依偎、接近；而在其他熟悉的人如其他家庭成员面前这些反应则要相对少一些；对陌生人这些反应就更少，但是此时依然有这些反应，婴儿还不怯生。

第三阶段是特殊的感情联结阶段（6个月至2岁）：从六七个月起，婴儿对母亲的存在更加关切，特别愿意与母亲在一起，与她在一起时特别高兴，而当她离开时则哭喊，不让离开，别人还不能替代母亲使婴儿快活，当她回来时，婴儿则能马上显得十分高兴。同时只要母亲在他身边，婴儿就能安心地玩，探索周围环境，好像母亲是其安全的基地。婴儿出现了对母亲的依恋，形成了专门针对母亲的情感联系，即形成了对母亲的依恋。

一旦婴儿已从情感上对看护者形成了依恋，分离就会成为一种痛苦的经历，如果把他们放到一个陌生环境或留给不熟悉的人，他们就会哭，同时如果最初看护者离开他们时，他们也会感到焦虑和不安，这种情绪一直会维持到2岁左右，有很多孩子在3岁左右时还表现出对父母的分离焦虑心理。正是根据这些反应，我们可以分析和探讨婴儿依恋的类型和质量。

依恋的类型

安斯沃斯（图3-3）根据婴儿和母亲分离后产生的焦虑、害怕心理，设计了一个实验，即把婴儿带入一个陌生的环境看

婴儿在各种情境下的反应。实验分几个步骤。第一步是先把婴儿带进一个有很多玩具的陌生房子里。在母亲在场的情况下，婴儿被鼓励去探索房间和使用玩具。几分钟以后，一个陌生人走进房内与母亲交谈，并接近婴儿。接着母亲离开房间，房内只留下陌生人和婴儿。经过短暂的离开后，母亲返回，与婴儿重新在一起，陌生人离开。在这样的情境中，不同的婴儿对母亲和陌生人的情感反应是不同的，根据婴儿对母亲的分离、团聚时的情绪反应，安斯沃斯和同事们提出了婴儿依恋的几种类型，安斯沃斯认为，一般来说，婴儿依恋的类型有三种：

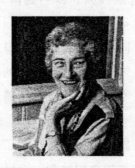

图 3-3　安斯沃斯

第一种类型为安全型依恋的婴儿。这种类型的婴儿把母亲作为一个"安全基地"，从而在陌生的环境中探索。当母亲在场时，安全型依恋的婴儿会对他们所在的房间进行探索并且检查玩具。当母亲离开时，安全型依恋的婴儿可能有点抗拒，但是当母亲回来后，他又会寻求与她积极的接触，也许是微笑或爬到她膝盖上。以后，他们经常继续在房间里玩玩具。这种类型的婴儿在美国大约占70%，是一种比较积极健康和正常的与母亲之间的依恋关系。

第二种类型为不安全回避型的婴儿。这种类型婴儿主要通

过回避母亲来表现出不安全感。在陌生情境中，这些婴儿与母亲之间的互动很少，当母亲离开房间时他们会表现出少许焦虑。而当母亲返回房间时他们也不寻求与她的接触，并且可能甚至在这个时候回避她。如果母亲试图接触婴儿，婴儿也常常会侧身或躲避。这种类型的婴儿在美国大约占20%。

第三种类型为不安全抵抗型的婴儿。这种类型的婴儿常常紧紧依偎母亲，并且通过踢打或推开的行为拒绝亲密来反抗母亲。在陌生情境中，这种类型的婴儿经常紧张地依偎着母亲而且不会去探索房间。当母亲离开房间时，他们通常大声哭闹，当母亲回来时又推开试图安慰他们的母亲，表现出一种矛盾的心理。这种类型的婴儿在美国大约占10%。

根据安斯沃斯的划分，后来有研究者还发现有些婴儿在陌生情境里，感到十分迷茫、困惑和恐惧，表现出明显的无目标，没有一个清晰的行为模式，对分离或重逢经常有一些不一致的、古怪的反应。比如，出现对母亲的极度恐惧和矛盾的心态，这种类型的婴儿被称之为没有定向型的婴儿，也是一种不安全的依恋类型。

依恋心理虽然产生于生命之初的前几年，但它对个体的影响是十分深远的。有研究表明，那些在婴儿期间表现出安全型依恋的儿童，在8~9岁时比那些不安全型依恋的儿童更受学校欢迎，更少经历社会性焦虑，并且他们在长大以后，他们的恋爱关系也比那些不安全型依恋关系的个体更为持久，更多地体会到一些积极的社会性情感，而更少体会消极的社会性情感。这些都说明依恋是一种相对稳定的情感类型。

如何与婴儿建立安全依恋关系

婴儿期形成的依恋关系对人的一生情感发展有着如此重要的影响，这也给一些父母带来了一丝的焦虑和不安，特别是一些职业妇女，由于平时学习和工作时间较忙，无暇精心照顾孩子，有些父母甚至将婴儿托给外地的奶奶和姥姥抚养，和孩子长久分离，这样会不会对婴儿的依恋产生影响？该如何与婴儿形成积极的依恋关系？

如前所述，影响婴儿依恋的因素是多种多样的，父母大可不必为一时与孩子不在一起，一时无暇顾及孩子的日常生活而产生担扰。从以往的发展历史来看，我国 20 世纪五六十年代的父母，当他们孩子在婴儿期间时，经常在外地学习和工作，而五六十年代成长起来的小孩并没有出现更多的心理和情绪方面的问题。从现实来看，当前我国城市婴儿一般较小的时候就在幼儿园学习，有些婴儿在很小的时候就被送到托儿班进行全日制托管，这些婴儿的成长过程也没有出现更多的情绪方面的问题。因此，暂时与婴儿的分离，甚至较长时间分离，对婴儿的依恋心理的形成并不一定会产生严重影响。婴儿依恋行为也与婴儿本身气质和生理因素有很大的关系，父母没有必要为暂时没有时间和孩子在一起，或者一时对孩子态度不好而产生内疚或自责的心理。但是，父母确实应高度关心婴儿的依恋心理的形成和发展。比如说，在婴儿刚出生时，尽量用母乳喂养，经常抚摸孩子，勤于给婴儿洗澡，尽量抽时间和孩子呆在一起，抱抱他、逗逗他和他一起做做游戏和活动等，加强和孩子的接触和交流。比如说，当孩子感到害怕或恐惧时，要尽量在

身边安抚和支持他，如果父母不在身边，也可以适当给他买一些布娃娃之类的柔软的玩具，使孩子在害怕时有依赖和倾诉的对象。比如说，经常给孩子提供精神和价值的支持，告诉孩子，不管发生了什么，父母都爱他，支持他。如果父母经常出差不在身边，提供精神支撑就显得非常重要，要使孩子感受到父母是爱他的，尽管父母不在身边，但有很多证据可以表明父母是爱他的，这样孩子也不会因为父母不在身边而产生怨恨心理。比如说，父母亲保持良好的情感关系，为孩子提供稳定的生活环境和稳定的情感支持，孩子也会对自己的情感发展充满信心。这些都有助于婴儿的依恋产生和发展。

对于孩子的依恋关系和情感的发展来说，一份耕耘一份收获，对孩子的任何付出都是可以期望得到回报的。那时，父母得到的将不只是小鸡围着婆婆转式的快乐，而体会到的将是人类精神世界中最温馨、最温暖的幸福与惊喜。

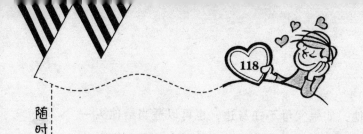

2·问世间情是何物，
直教生死相许？

问世间情是何物，直教生死相许。

天南地北双飞客，老翅几回寒暑。

欢乐趣，离别苦，就中更有痴儿女。

君应有语，涉万里层云，千山暮雪，只影向谁去。

横汾路，寂寞当年箫鼓，荒烟依旧平楚。

招魂楚些何嗟及，山鬼暗啼风雨。

天也妒，未信与，莺儿燕子俱黄土。

千秋万古，为留待骚人，狂歌痛饮，来访雁邱处。

　　这是金代大诗人元好问的一首《摸鱼儿》，回肠荡气，倾诉了作者对世间情、爱探索的苦闷与无奈。爱情这种东西究竟是什么？这是自人类社会存在以来人们孜孜以求而百思不得其解的永恒话题。恩格斯说："人与人之间的，特别是两性之间的感情，是自从有人类以来就存在的。而性爱在最近800年间获得了这样的发展和地位，竟成了这个时期中一切诗歌必须环绕着旋转的轴心了。"古希腊哲学家、诗人费嘉斯曾经说，如果率领一支由爱人们组成的军队，我们不难征服世界，因为男子不管怎样怯懦，总要在心爱的情人面前呈英雄。那么究竟什么是爱情？爱情是如何发展的？如何处理两性之间的这种最为

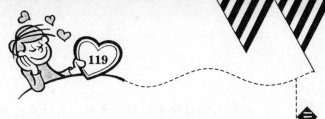

亲密的关系呢?

爱情的本质

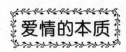

　　人类的理性曾经一度是人引以骄傲的超越其他生命形式的最优越的地方,人以自己的理性与智慧不仅成了地球上万物的主宰,而且探求了世界万事万物的一个个不解之谜。可是,当人类的理性在面对情感的时候,却显得十分笨拙,以至于无法对爱情下一个令人满意的定义。

　　国内有一些教科书曾经对爱情下了一个定义,认为爱情"是男女之间基于一定客观物质条件和共同人生理想,在各自内心中形成的对另一个异性的最真挚的仰慕,并且希望对方成为自己人生伴侣的最强烈的、专一的感情"。这个定义的合理之处,就是它把爱情作为男女之间的一种积极的十分亲密的社会性情感,两者的这种积极社会情感是有共同的物质和精神基础的,并且这种情感是强烈的和专一的,它不能容忍有第三者的空间。但是,它最致命的问题在于把爱情只是看成希望对方成为自己伴侣的一种感情。那么,人们不仅要问,如果已经成为了自己的伴侣呢?是不是成为伴侣,组成了家庭以后就没有爱情了呢?这也正是一些人认为结婚是爱情的坟墓的思想根源。这种爱情的定义实际上是基于青少年的思维对爱情下的定义,由于青少年还没有体会到结婚以后爱情的内涵,因此只是把爱情看成是一种两性之间的欢娱,看成是一种希望成为伴侣的感情。这实质上是一种形而上学的爱情观,即用孤立、片面、静止的观点来看待爱情。当然,我们这里并不是责怪人们有这种爱情观,因为所有文学作品,大多都以大团圆作结局。

一对恋人经过千辛万苦的磨难，有情人终成眷属，结合了，结婚像一座围墙把人们的求知欲挡住了，以至于人们并不知道围墙里面发生了什么，结果就导致了钱锺书先生所说的那样，围城里的人想冲出去，围城外的人想冲进来。

其实，爱情作为人类社会的一种积极的、亲密的社会性情感，寄托着千千万万的人们对他的理想、梦想和精神追求。爱情并不是静止的、不变的，而是处于不断变化之中，不同的人对爱情的看法是完全不同的，在人的不同发展时期，人们对爱情的感受和定义也是完全不一样的。有一则美丽的俄罗斯神话较好地揭示了爱情在不同时期的内涵。故事是这样的：

在上帝创造人类时，他在地球上播下了一切有生命的种子，并教会人类延续自己的后代，生出和自己同样的人。他把土地分给一个男人和一个女人，告诉他们怎样搭窝棚，给男人一把铲子，给女人一捧种子，然后对他们说："你们在一起过日子，延续后代，我要办事去了，一年之后我再来，看看你们的情况怎么样。"

整整一年之后，上帝和大天使加弗利尔回来了，他们看见这一对男女坐在小棚子旁边，地里的庄稼已经熟了，他们身旁放着一个摇篮，摇篮里睡着一个婴儿。这一对男女时而望望天空，时而又彼此看看，就在这一瞬间，上帝从他俩的眼神里看见了一种不可思议的美和一种从未见过的力量。这种美远远超过了上帝自己所创造的蓝天、太阳、土地和长满小麦的田野。总之，比一切都美，这种美使上帝颤抖、惊异，以致惊呆了。他向大天使加弗利尔问道："这是什么？"

"这是爱情。"加弗利尔回答。

"什么是爱情?"

大天使耸耸双肩,他无法回答。上帝走向这对男女,问他们什么是爱情,但是他们也无法向他解释,于是上帝恼火了,他说:"那好吧!我要处罚你们!从即刻开始,让你们变老,你们生命的每一个小时,都要消耗一点你们的青春和精力。50年后我再来,看看你们的眼神里还能表现出什么!"

50年后,他和大天使加弗利尔又来了。他看见了一座非常好的小木屋代替了原来的小棚子,草原上建起了花园,地里的庄稼已经熟了,儿子们正在耕种,女儿们正在收麦,孙子们正在绿草地上玩耍。在小木屋门前坐着一个老翁和一个老妪,他们时而看看红色的朝霞,时而又彼此望望。上帝从他们的眼神里看到了更加美丽和更加强大的力量,而且好像又增添了新的东西。

"这是什么?"上帝问大天使。

"忠诚!"大天使回答说,但是他还是不能解释。

这次上帝更加恼火了,他说:"你们为什么没有老多少,那好吧,你们的日子不长了,以后我再来,看看你们的爱情将变成什么?"

3年后,他与大天使又来了。那个老妪已经去世,老翁坐在小山坡上,一双眼睛里呈现出非常忧郁的神色,隐藏着巨大的悲哀,但是仍然表现出那种不可思议的美和力量,已经不仅仅是爱情和忠诚,而且蕴藏着一种新的东西。

"这又是什么?"他问大天使。

"心头的记忆。"大天使回答。

上帝手握着自己的胡须,离开了坐在小山坡上的老

翁，面向着金黄色的麦田和红色的朝霞，他看见在金色麦穗旁边站着一些青年男女，他们时而看看布满红色彩霞的天空，时而又彼此看看……上帝站了很久，看着他们，然后深深地沉思着走了。从此以后，人就成了地球上的上帝。

这则故事的寓意是十分深刻的，上帝虽然是世界万物的主宰，但他并不懂得人间的爱情，体会不到人间的快乐；爱情的力量使人世界的一切发生了神奇的变化，爱情的美丽超过了上帝创造的一切；在人生发展的每一个阶段，人们对爱情的理解是不一样的，人们对爱情的理解有一个发展的过程。

爱情的发展

爱情作为人们对两性之间关系的一种精神追求，在人生的各个发展时期，人们对它的理解是不一样的，一般来说，人们对两性之间的爱情追求有一个不断演化的过程，可以大致划分为以下几个阶段。

第一阶段是潜伏期。此阶段大约发生在童年期（从朦胧开始有性别意识到 10 岁左右，即大约到小学 2～3 年级的时候），与童年期儿童性生理的发展处于潜伏状态一样，儿童对男女之间有什么本质的差异也不太清楚，他们只是从解剖上和基本的生活功能上知道男女两性方面的差别。他们在游戏中还会扮演不同的性别，在回家的路上还会手拉手，唱着歌，表现出两小无猜的状态。

第二阶段为疏远期。大约在青春期开始的半年至一年期间

发生（约 11～12 岁，在小学 4～5 年级期间），这个阶段青少年的性功能尚未完全成熟，性别意识刚刚萌芽。他们发现彼此间性别的差异，便产生明显的性不安，如少女对日渐隆起的乳房感到羞怯，少男则害怕被人看到开始长出的阴毛等。他们对两性间的接触持疏远和回避态度，如因学习或工作需要，双方接触时感到拘束和难为情。他们认为两性间亲近、恋爱是可耻的。由于男女性格的不同，此阶段男生会嫌女生娇气、胆小、气量不大；而女生则讨厌男生的粗野、淘气、不懂事，是一种"羞答答的玫瑰静悄悄地开"的时期。

第三阶段为敬慕期。这一时期的年龄约在 12～17 岁（约处于初中高年级或高中阶段），这个时期是少年男女对性问题的认识从不知到有所了解的发展时期，他们对性问题仍然处于一知半解的朦胧状态。这时他们可存在着两种特殊的心理状态，即疏远异性和发生恋年长异性现象。少男少女常常会对周围环境中的某些在文艺、体育、学问以及外貌上特别出众者（多数是同性或异性）的年长者在精神上产生共鸣，仰慕爱戴，心神向往，而且尽量模仿这些长者的言谈举止，以至入迷。

第四阶段为爱恋期。这一时期年龄约在 18～24 岁（相当于高中和大学阶段），随着年龄的增长，生理机能的进一步发展与完善，知识面的日益增加，生活视野的日趋扩大，个性发展的不断成熟，人对性爱意识的理解和认识越来越全面深刻，对异性之间的关系也有了正确的态度，开始各自扮演社会赋予每种性别的特定角色。男青年往往喜欢显露自己的才华来博得所追求女性的欢心，同时在异性面前尽情表现自己的长处。女青年则在外表上学会打扮自己，以吸引异性注意；在性格上变得腼腆、矜持，学会深藏自己的感情。一旦一对青年男女建立

了爱情关系，爱情力量会对他们各自的性格、兴趣、爱好等个性心理特征产生巨大影响，并成为激励他们前进的巨大力量。这些心理特征的和谐成为婚后共同生活的感情要素。

第五阶段为平凡期。这一时期年龄约在 24～55 岁（相当于参加工作的阶段），这一阶段青年大多从激情澎拜的恋爱阶段进入家庭生活状态，走向两性之间的真正融合阶段。这是一个十分漫长的磨合阶段，青年伴侣既要经历新婚的甜蜜、建立独立家庭的热情、抚育下一代的喜悦，再到稳定和谐家庭关系的构建等积极变化，也会面临着夫妻之间角色和个性的磨合、复杂亲戚之间关系的处理、事业家庭和孩子教育的责任和对单一生活的厌倦等消极心理反映。总之，需要经历一个比较理想的、浪漫的虚拟世界向现实平凡、琐碎的日常生活转变的阶段。这个期间个体需要不断对自己的爱情加以新的注解，来体会爱的责任、义务与忠诚的真谛。这也是一个充满危机的阶段，如果夫妻之间不能不断升华对爱情的理解，不断培植和更新爱情的内涵，就非常容易在婚姻生活中遇到危机。

第六阶段为伴侣期。这一阶段大约在 55 岁以后，随着个体生理机能，特别是性的功能的衰退，经过更年期以后的个体会对夫妻之间的关系有一种达观的理解，随着职业发展进入到退休阶段，个体对外界探索兴趣也会下降，他们会把主要的精力和兴趣转移到家庭，特别是随着孩子们的外出独立，家庭的空巢化，夫妻之间会把对方作为自己的倾诉对象，加深相互之间的沟通和理解。夫妻关系进入到一个在理解基础之上的相互支持、相濡以沫的阶段，即所谓"少年夫妻老来伴"的阶段。这时，夫妻会进入到婚姻生活的又一个黄金时期。

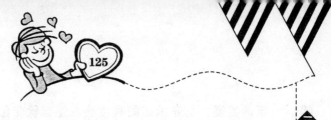

爱情的基本特征

爱情在各个人生发展时期其内涵是不一样的，每个人对爱的理解也并不一样，那么，是否有一些共同的东西是贯穿于所有爱情之中，并且随着爱情的不断发展而时时更新呢？美国著名心理学家斯滕伯格（Robert Sternberg）的思考是非常有意思的，他提出在爱情中存在着三种元素，这三种元素的组合方式不同，形成了爱情的不同组合，这三种元素并不是静止不变的，而是随着爱情发展的不同时期，呈现出变化特点。这样，就为人们揭示爱情的基本特征提供了一个非常可贵的视角。

斯滕伯格认为一对伴侣的爱情关系由三种元素组成，即亲情、恋情和承诺。所谓亲情是指两个人之间有着同甘共苦、相互沟通和相互支持的情感。建立在这种情感上的关系是一种亲情关系。当两人初在一起时，感情会逐渐加深，后来则保持在一定程度上。此时，两个人生活在一种相依为命的亲密关系中，但有时他们反而会意识不到另一方对自己的重要性。

恋情主要指激发人的生理唤起的情感，这种唤起可能是性的唤起，也可能是其他需要。然而无论唤起的原因是什么，没有恋情就不会产生浪漫的爱情关系。恋情是决定爱情强度关系的首要元素，因此，性吸引会激发强烈的爱情，相比之下，兄弟姐妹则属于没有这种情欲的亲情。

而承诺指一个人所作出的与另外一个人相爱或相伴的决定，以及他信守这一承诺的程度。在一个人结识另一个人之前，他对此人没有任何承诺。在他们相识以后，承诺就会不断地增加，但到了一定的水平也会停止。之后，随着两人之间关

系的发展，信守承诺的程度会发生起伏变化。当两人之间的关系遇到严重麻烦时，彼此的承诺会急剧下降。

这三种元素都是爱情中必不可少的元素，它们可以组成不同三角形，而每一个三角形反映着一种特殊的爱情组合关系。斯滕伯格共列出了爱情的八种组合。（图3-4）

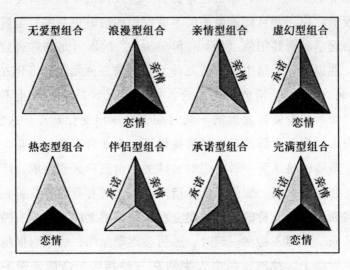

图3-4　斯滕伯格的三元素理论对爱情关系的分类

第一种为浪漫型组合：即亲情和恋情的组合。这种组合的伴侣之间不仅彼此亲近和分享一切，同时有着生理上的相互吸引，他们有情有义，并且爱情浪漫，但这种类型的伴侣缺乏相互之间的承诺，因此不能稳定和长久，可能容易出现"好合好散"的情况。

第二种为亲情型组合：即有亲情，缺乏恋情和承诺。这种组合的伴侣有很好的感情基础，他们之间十分亲近，也能很好地沟通。但由于缺乏恋情，他们可能找不到"恋爱"的感觉，同时由于缺乏承诺，他们之间的关系也不可能维持很长时间。

老同学之间的感情可能就属于这种类型的组合。青梅竹马，两小无猜成长起来的伴侣，也可能是这种类型的爱情。

第三种为虚幻型组合：即恋情加承诺，缺乏亲情。这种组合的伴侣通常是"一见钟情"，他们之间的爱情主要基于性的吸引力和不现实的想象，接着便是海誓山盟，在彼此真正了解以前就作出了许多不现实的承诺，这种组合的问题是缺乏亲情和感情基础，因此以这种方式开始的婚姻具有很大的失败的危险。

第四种为恋情型组合：即有恋情，没有亲情和承诺。这种组合的伴侣具有强烈的性方面的吸引力，他们爱时像一团火，但他们的问题是既没有感情基础又缺乏承诺，因此很容易在所谓的"一夜情"和"婚外恋"中出现。当然，他们也有时可能发展为一种更为持久的爱情。

第五种为伴侣型组合：即亲情加承诺，缺乏恋情。这种组合的伴侣的爱情是建立在相互尊重、共同兴趣的和良好的友谊和深厚的相互依恋基础之上的，他们对彼此忠诚。但这种类型的伴侣之间缺乏恋情，他们之间缺乏激情和浪漫的成分，他们可以发展成一种相濡以沫、生死相依的生命共同体。

第六种为承诺型组合：即有承诺，没有亲情和恋情。这种组合的伴侣缺乏感情基础和相互之间的吸引力，也许这种类型的伴侣组合来自对对方的责任、义务和一种承诺，婚姻生活主要是一种责任和义务，因此是一种"有名无实"的组合。

第七种组合为无爱型组合：即爱情的三元素都不具备。严格来说，这种伴侣关系不能归为爱情组合，因为它缺乏任何爱情的组成成分，在现实生活中实际上也是不存在的。

第八种为完满型组合：即恋情、亲情和承诺的结合。这种伴侣是一种理想的爱情组合，在他们的爱情中既有两性之间的

相互吸引，又有良好的感情基础，同时双方之间也有着共同的承诺。这种完美的和平衡的爱情也许并不是人人都能达到的，但是，只有这三种元素都具备，爱情才有可能持久。

斯滕伯格的爱情三元素理论为理解爱情的构成提供了一把钥匙，也许以此为基础，我们真的可以化解世间情为何物的人生难题。

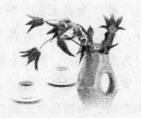

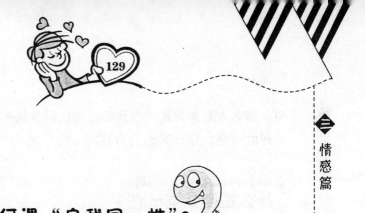

3. 何谓"自我同一性"?

不要问我从哪里来

我的故乡在远方

为什么流浪

流浪远方

流浪

为了天空飞翔的小鸟

为了山间清澈的小溪

为了宽阔的草原

流浪远方

流浪

还有还有

为了梦中的橄榄树橄榄树

不要问我从哪里来

我的故乡在远方

为什么流浪

为什么流浪远方

为了我梦中的橄榄树

　　这是一首在中国大陆十分流行的台湾校园歌曲，它非常好
地描述了青年人在探索自我的过程中的迷茫、苦闷和依稀的希

望。那么人是如何认识自我的，在认识自我的过程中会遇到什么样的问题，什么又是"自我同一性"呢？

什么是自我同一性

自我同一性是精神分析学派著名学者埃里克森在描述青年期自我发展时所使用的一个概念，其主要内涵是指个体对自我的主观感受和客观外界评价的一致性，也表明个体在过去、现在和未来的连续体中的稳定性和一致性。埃里克森认为，任何生长的东西都有一个基本方案，各部分从这个方案中发生，每一部分在某一时间各有其特殊优势，直到所有部分都发生，进而形成一个有功能的整体为止。个体人格的发展也是一样，是一个渐成的过程，必须经过一些顺序不变的阶段，每个阶段都有一个普遍的发展任务，这些任务是由个体成熟、社会文化环境、社会期望间不断发展的冲突和矛盾所规定的。在发展的各个阶段，发展任务不仅对个体提出了要求，而且意味着人生发展的危机，如果危机能够得到较好的解决，就会形成一种相应的品质，而这个阶段危机得不到好的解决，不仅会延误自我的发展，而且还会形成一些不良的品质。前一个阶段发展的好坏直接影响着后一个阶段的发展，为后一个阶段的发展奠定了坚实的基础，而个体的人格就是在各个阶段形成的积极品质基础上不断发展的。

根据这种思想，埃里克森把个体人格发展分为8个阶段：婴儿期（0～1岁）儿童人格发展的主要矛盾是信任对不信任，如果这对矛盾得以顺利解决，则婴儿会形成希望的品质；相反，则会对社会和他人产生恐惧感。幼儿期（2～3岁）人格

发展的主要矛盾是自主性对疑虑与羞愧，如果这对矛盾能够顺利解决，则幼儿会形成自我控制与意志的品质；相反，则会产生自我怀疑。学前期（4～5岁）儿童人格发展的主要矛盾是创新对罪恶，如果这对矛盾能够顺利解决，则儿童会形成生活指向和目的；相反则会出现无价值感。学龄期（6～11岁）儿童的主要矛盾是勤奋对自卑，如果这对矛盾能够顺利解决，就会形成能力的感觉；相反则会出现无能感。青年期（12～20岁）青少年的主要矛盾是同一性对角色混乱，如果这对矛盾能顺利解决，就会形成忠诚的品质；而相反则会出现不确定感。成年早期（21～24岁）的主要矛盾是亲密对孤独，如果这对矛盾能顺利解决，就会形成爱的品质；相反则会出现泛爱的品质。成年中期（25～64岁）成人的主要矛盾是繁殖对停滞。如果这对矛盾能够顺利解决，就会形成关心他人的品质；相反则会出现自私自利的品质。成年晚期（65岁以后）的老人的主要矛盾是自我整合对失望，如果这对矛盾能够得到解决，就会形成智慧的品质；相反则会出现失望和无意义感。

同一性与角色混乱是埃里克森确立的青年期主要的人生任务，个体进入到青春期以后，由于生理机能的急剧变化，青少年会对自己产生一种扑朔迷离的感觉，于是把观察的视线转向自己内部世界，把自己作为观察的对象，开始将注意力集中到发现自我、关心自我的存在上来，这时，"我是什么"、"我能够干什么"、"未来的我会是什么样"、"我会找一个什么样的伴侣"等一系列的问题会涌现出来，这样就需要一种内在的发展力量把这些分散的、分离的自我统一起来，形成一种稳定一致的自我形象，即所谓的自我同一性。如果个体在这个期间能够形成稳定一致的自我形象，个体就获得了对自我和社会忠诚的品质，否则就可能出现一种对自己的不确定感，找不到自

己精神和自我的归宿，即出现所谓角色混乱。因此，自我同一性对于青年期自我的发展是至关重要的。同一性的问题似乎成了青年的代名词。

然而，如果我们把自我同一性仅仅理解为青年时期的一种特殊人生发展任务，那实在是大大地窄化了对埃里克森自我同一性的理解。事实上，在埃里克森的理论中，同一性的问题似乎是理解埃里克森理论的一个核心的概念，他的整个人格渐成理论都可以用同一性理论来加以说明。同一性的形成贯穿于整个人生的发展过程，它既不是始于青少年时期，也不是在这一时期结束。自我同一性的问题在婴儿期依恋的产生，自我感的发展和独立的出现时就开始发展了；而自我同一性最后的形成是老年时对自己生命的回顾和整合，成年期的三个阶段都可以看成是自我同一性的不断深化。但是，自我同一性的问题在青少年尤其是青少年晚期又显得非常重要，因为这一阶段个体生理、认知和社会情感三方面的发展第一次达到了能够综合现在与过去的自我同一性的程度，也就是个体第一次把过去的我、现在的我和未来的我，理想的我与现实的我，主观的我与客观的我，表面的我与本质的我等进行整合，形成一个完整的自我印象。

自我同一性的形成并非整齐一致，它由很多方面构成，包括：职业／事业自我同一性：个体想从事的事业和想走的工作道路；政治自我同一性：个体是保守主义者、自由主义者，还是走中间路线的人；关系自我同一性：个体是单身、已婚或是离婚等；成就、智力自我同一性：个体追求成功的动机和聪明的程度；性自我同一性：个体是异性恋、同性恋还是双性恋；文化／种族自我同一性：个体来自哪个国家，个体与自己国家文化的认可程度；兴趣：个体喜欢做的事，可以包括体育、音

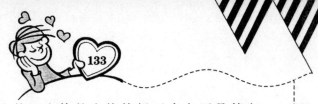
乐、业余爱好等；人格：个体的人格特征（内向还是外向，焦虑还是平静，友好还是敌对）；身体的自我同一性：个体的形象；等等。自我同一性至少应包括三个方面：职业方向、意识形态的立场、性取向。

自我同一性的发展并不是一种急剧的转变，而是一个循序渐进的过程，将自我同一性的成分进行综合需要很长的过程，要对很多角色进行否定或确认，并且某个决定在当初看来是微不足道的，如，与谁约会，是否应该分手，是否应该发生关系，是否可以吸毒，应该去上大学还是高中毕业后直接找工作；应该选择什么专业，应该学习还是玩耍，是否要在政治上表现积极，等等。但在过了青少年进入成年初期时，这些决定就会开始成为个体之所以为自己的核心内容，即个体的自我同一性。在青少年时期解决自我同一性问题并不表示此时的自我同一性在此以后就不改变了。个体形成的健康的自我同一性具有弹性并具有适应能力，对社会关系和事业的变化是开放的。这种开放性意味着在个体的一生中将会发生无数次的自我同一性的重组。

总之，同一性的问题是理解埃里克森人格渐成说的一个关键性概念，它表明个体对自我作为一种整体的不断的超越与探索，自我同一性既不始于青少年时期，也不终于青少年时期，但在青少年期间显得特别重要。如果这个期间青少年不能形成对自我的同一性理解，则十分容易出现精神生活的漂泊现象，使自己总是处于对自我的探寻过程之中。

自我同一性的状态

那么，自我同一性的形成过程是如何展开的？或者说，自我同一性是如何形成和发展的呢？埃里克森派研究者詹姆士·马西亚（图3-5）对此进行了深入研究，提出了自我同一性的四种发展状态，为揭示自我同一性的形成提供了一个描述个体自我同一性发展的框架。马西亚认为，在自我同一性的形成中经历了危机与承诺。危机是个体在探索其他可能性时的自我同一性的发展。承诺是自我同一性发展的一部分，其中个体表现了自己对以后所要从事的活动的确定。

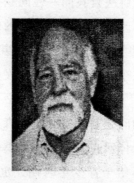

图 3-5　马西亚

马西亚根据青少年所遇到的冲突及他们解决冲突的方式（个体是否积极参与寻求同一性的活动，个体是否已经确定自己的选择），把自我同一性状态划分为四种状态：一是同一性获得，即对上述两个问题的回答都为"是"；二是同一性早闭，即对第一问回答"否"，对第二问回答"是"；三是同一

性混乱，即对上述两个问题都回答"否"；四是同一性延缓，即对第一问回答"是"，对第二问回答"否"（见下表）。

状态	个体是否积极参与寻求同一性的活动	个体是否已经确定自己的选择
同一性获得	是	是
同一性早闭	否	是
同一性延缓	是	否
同一性混乱	否	否

同一性获得是指经过对多种选择的探索，个体已经确立了一套清晰的价值观和目标。他们有一种心理上的幸福感、时间上的同一感，知道他们正在做什么。如果我们以男女青年谈恋爱到结婚这一过程来表述同一性获得的状态，那么同一性获得就处于一对男女青年通过恋爱而走向结合，结婚意味着他们同一性的获得。

同一性延缓意味着迟滞。这类青少年尚未确定明确的目标，他们还处在探索——收集信息或尝试各种活动的过程之中，他们期望在这一过程中确定自己的价值观和目标来指引未来的生活。同一性延缓就像男女青年虽然在谈恋爱，但还没有确定最后结婚，还处于不断选择过程之中。

同一性早闭是指个体过早地拥有了未经自身探索的价值取向和目标，并因此而排斥自我同一性的其他可能发展。他们仅仅是接受了权威人物（通常是父母，但有时会是老师、宗教领导人、恋爱对象）已经为他们选择好了的东西。同一性早闭就像男女青年没有经过谈恋爱，就在父母之命，媒妁之言的

安排下过早地结婚了。

同一性混乱是指个体缺乏清晰的方向。他们既没有致力于某种价值观和目标，也不去努力追求它们。他们可能从来没有探索过，也可能是曾经试图这样做过，但是发现太困难而选择了放弃。同一性混乱就像男女青年既没有谈恋爱，也没有想要结婚的状态，他们并不清楚自己要与谁谈恋爱，与谁结婚，处于一种矛盾混乱的状态。

马西亚认为，自我同一性这四种状态，不仅仅是一种分类，还代表着一个建构的过程，是动态的。首先，它们没有必然的好与坏之分。如，虽然同一性获得一般来说是较好的状态，但是如果同一性实现过早，也会限制个体发展，使个体失去尝试多种目标和新体验的机会。其次，对于每个个体而言，都会经历这四种状态。只有经历过探索，才能达到同一性获得的状态。在获得之前也可能出现一段时间的同一性混乱。再次，这四种状态是可以相互转化的。同一性延缓会转化为同一性获得。同一性获得之后也可能由于新的环境与刺激而导致同一性混乱。即使处于同一性早闭状态，也可能因为环境的变化而转化到同一性延缓的状态之中。

自我同一性危机

如果自我同一性问题长期得不到很好的解决，个体就无法知道自己是一个什么样的人，想成为什么样的人，不能形成清晰的自我同一感，致使自尊心脆弱、受挫，道德标准受阻，长久地找不到发展方向，无法按自己设计的样式正常生活。有的会走向与社会要求相反的消极的同一性，出现同一性危机。

日本学者小此木启吾把同一性症候群归纳为六个方面：

一是同一性意识过剩：陷入时刻偏执于思考"我是什么人"、"我该怎么做"的忧虑中，被束缚于其中不能自拔而失去自我。这样的个体过于关注自己，以至于没有时间和精力来关心他人和社会，陷入自我中心的泥潭。

二是选择回避和麻痹状态：有自我全能感或幻想无限自我的症状，无法确定或限定自我定义，失却了自我概念，失却了自我选择或决断，只能处于回避选择和决断的麻痹状态。

三是与他人距离失调：无法保持适宜的人际距离，或拒绝与他人来往，或被他人所孤立，或丧失自我而被他人所"侵吞"。

四是时间前景扩散：既不相信机遇，也不期待对将来的展望，陷入一种无能为力的状态，是时间障碍的一种。

五是勤奋感的扩散：勤奋的感觉崩溃，或无法集中于工作与学习，或极专注地、发疯似地只埋头于单一的工作。

六是否定的同一性选择，参加非社会所承认的集团，接受被社会所否定、排斥的生活方式和价值观等。

如何实现自我同一性

如前所述，自我同一性的问题是人的一生的发展课题，需要在一生中不断地以开放的心态，确定动态的发展观点，弹性处理自我同一性的问题，最后达到人生的整合与完满。但自我同一性的问题在青年期又显得格外重要，因为它是自我同一性的第一次全面整合，青年期形成的自我同一性，对整个一生的发展起着重要的影响。那么青年期应如何处理自我发展的问

题，实现自我同一性呢？

一是确立明确的生活目标。在寻找自我同一性的过程中，个体会对自我产生一种迷茫的感觉，不知道自己到底是什么，为什么而生存，生活的意义和价值到底是为了什么。这些都是青年自我探索的必经阶段。在这个时期，确定一定的理想和生活目标，有助于把分散的对自我的探索整合起来，按照目标导引的方向来聚合自我的形象，明确生活的意义和方向。因此，从这个意义上说，青年是一个需要理想和充满理想的时期，理想就像人生的灯塔，照亮个体发展的前程，理想的树立有助于自我同一性的获得。

二是积极尝试各种可能性。在自我同一性还没有获得之前，个体对未来的设计和未来的发展都处于一种未确定的状态，存在着无穷的发展空间和可能性，青年只有通过尝试各种可能性，才有可能寻找到一条适合自己的发展道路。因此，尝试的过程是一种自我探索的过程，这种过程既可以是通过实践和活动的方式，也可以通过在头脑观念中尝试各种的可能性，只有作出了尝试，才有可能获得成功。从某种意义上说，即使尝试失败了，对于自我发展来说，也是一种十分有益的经验。

三是寻求各方面的理解和支持。对自我的探索是一个十分漫长而又艰巨的过程，离不开各方面的鼓励、肯定和支持。马西亚认为，在青少年发展中至少三个方面对自我同一性的形成是重要的：青少年必须自信地认为自己有父母的支持；必须建立一种勤勉感；必须形成一种对未来的自我同一性反省。父母应理解角色试验是青少年发展的必经阶段，在这一阶段中青年人试验多样的角色、信仰，并弄清楚适合自己的人生哲理。在任何情况下，父母都需要对他们表示信任，在适当的时候给予他们一些建议和反馈信息，鼓励他们去寻求多元的角色、价值

观和目标体验，这会使他们对未来充满活力，并形成乐观向上的态度。从另外一个方面来说，青年寻找各方面的理解和支持也显得格外重要，只有在一个相对宽松的环境下，青年才有可能有充分的时间来对自我进行积极探索体验，形成自我的同一性。

四是保持自我发展的开放性和弹性。自我同一性的形成是一个毕生的过程，它不可能一次性完成，而是一个不断地发展的过程。很多研究者认为那些形成了积极的自我同一性的个体的一个共同的模式就是 MAMA，即合法延缓期—同一性的达成—合法延缓期—同一性的达成。这种循环在一生中可能重复进行。个人、家庭与社会的变化是无可避免的。当这些变化发生时，用于新的可能性探索和形成新的承诺的弹性和技巧可能会提高个体的应对技能。因此，对自我同一性的探索应保持应有的弹性，以开放的心态来探索自我发展问题，迎接生命之中的每一次挑战。

最后，我们以苏格拉底的一个故事作为结尾。苏格拉底和他的三个弟子漫步在乡间田野上，弟子问如何才能找到称心如意的爱人。苏格拉底让这三位弟子经过一块麦田，让他们找一棵最大的麦穗，每个人只有一次选择的机会。第一个弟子走了几步，看到了一棵大的麦穗，就顺手把它摘了，后来他又发现了很多更大的麦穗，可是他已经作了选择，于是只得作罢。第二位弟子吸取第一个弟子的教训，他总是想到后面会有更大的麦穗，因此，一直快走到麦田的尽头，也没有采摘，最后只得匆匆采摘一棵麦穗。第三位弟子吸取了前两个弟子的教训，在一个合适的时机，通过对比选择了一棵合适的麦穗，而这棵麦穗却是三个弟子中最大的麦穗。个体对自我同一性探索的奥秘也许正在这个故事的暗喻之中，让我们一起来探索吧！

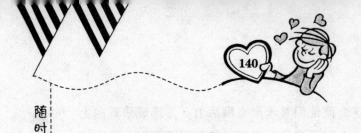

4．如何破解道德"两难困境"？

　　有一位登山者，在登山途中遇上暴风雪。他深知不尽快找到避风处，非冻死不可。他走啊走啊，腿已经迈不开了。就在这时，脚碰到一个硬邦邦的东西，扒开雪一看，竟然是个快冻僵的人。登山者犯难了：是继续向前，还是停下来援救这个陌生人？心灵深处翻江倒海之后，他毅然作出决定，脱下手套，给那个人按摩，陌生人可以活动了，而登山者也因此暖和了自己和身心。最后，两个人互相搀扶着走出了困境。也许不是人人都会碰上这种生死的抉择，但每个人却常常遇到、见到、听到一些触动心灵需要作出选择的事情。那时，我们大家是怎样选择的呢？又应该如何选择呢？请以"心灵的选择"为话题写一篇作文，所写内容必须在这个话题范围之内。

　　这是2002年全国普通高等学校招生统一考试作文题目。在这个故事中，登山者遇到了一种两难的困境：是作出一个保全自己，但又使自己良心受到谴责的选择？还是作出一个道德上高尚，但有可能危及自己生命的选择呢？这对于每一个个体来说，都是一个非常严峻的考验。高考作文命题者是非常善良的，他们给这个困境设计了一个皆大欢喜的结局，然而这种美好的结局只可能出现在文字上，在现实生活中，如果这位登山

者救助这个冻僵了的人，那么，极有可能出现两人都会冻死在山上的情境。这就给我们提出了一个非常严肃的话题，我们如何破解这种道德两难的困境呢？

道德发展的理论

　　道德两难的问题涉及一个人的道德判断标准或道德思维方式。从道德判断或认知角度来探讨道德两难问题，起源于皮亚杰的研究。皮亚杰最初并没有设计道德两难问题，而是采取的"对偶故事"来了解儿童的道德观念，他给儿童讲一些小故事，其中两个小故事在很多方面类似，而只是在某些关键要点上不同，讲完以后问儿童这两个故事中哪一个描述的动作"更错误些"，并且要他说明选出这一个动作"更错误些"的理由。

　　这是皮亚杰的一对经典的对偶故事：

　　　　故事一：玛丽想让妈妈格外高兴，便剪一块补丁给她，结果在这样做时，把自己的衣服剪了一个"大窟窿"。
　　　　故事二：玛格利特当她妈妈不在时，拿起剪刀玩，由于她不会使用，结果把自己的衣服剪了一个"小窟窿"。

　　皮亚杰把这些故事讲给儿童听，他发现较小的儿童认为玛丽的动作更错误些，因为她闯了一个较大的祸；而大一些的儿童则认为玛格利特的行为更加应该受到谴责，因为他们认为儿童的行为动机更重要。皮亚杰根据儿童对对偶故事的不同表

现，认为正如儿童认知发展会有一些阶段性一样，儿童的道德发展也存在着阶段性。他认为，较小的儿童处于一种他律的阶段，也就是服从外在的道德规定的阶段，他们更重视行为规则，注重行为后果，不考虑行为的意向和动机。而较大的儿童则处于自律的阶段，也就是服从于内在的道德规则，他们不盲目服从权威，认识道德规范的相对性，能既考虑行为后果，又考虑行为动机。

皮亚杰的这些远见卓识一直没有引起人们更多的关注，直到20世纪50～60年代，美国有一位道德教育研究学者劳伦斯·柯尔伯格（图3-6）发现其内在的价值，被皮亚杰的研究思路吸引，从认知的角度对道德问题进行系统研究。他并没有采用皮亚杰的对偶故事，因为他认为一方面这种对偶故事控制条件太多，非常难以找到，另一方面在现实生活中也很难出现。因此，他设计了一系列道德两难的故事，通过儿童对道德两难故事的处理方式，来分析儿童道德发展水平，进行道德教育。以下是柯尔伯格设计的一个经典的道德两难故事：

欧洲有个妇女患了一种特殊的癌症，生命垂危。医生认为只有一种药能救好，就是本镇一个药剂师最近发现的镭。药剂师制造这种药要花很多钱，而他索价还要高出成本10倍。药剂师花了400美元制造镭，而一小剂量的药他竟索价4000美元。病妇的丈夫海因茨到处借钱，试过各种合法手段，但他一共才借到2000美元，只够药费的一半。海因茨不得已，只好告诉药剂师，说他的妻子快要死了，请求药剂师便宜一点卖给他，或允许他赊欠。但药剂师说："不行！我发明这种药就是为了赚钱。"海因茨没有办法，于是，有一天他撬开药店的门，为他妻子偷来

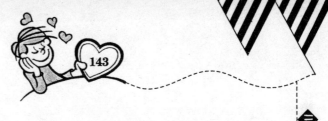

了药。

柯尔伯格的问题是海因茨是否应该偷药，为什么？儿童对这个两难问题的回答是五花八门的，有的认为应该偷，有的认为不应该偷，也有人模棱两可，十分为难。柯尔伯格认为，认为应该偷和不应该偷并不是十分重要，关键在于其所持的理由。在一般情况下，由于受到这个故事叙述方式的影响，多数儿童会选择应该偷。于是，柯尔伯格又设计了一些问题来追问儿童，以明确儿童道德判断的理由，他又接着问：如果海因茨不爱他的妻子了，他们正准备离婚，海因茨该去偷药吗？如果海因茨不是为了去救他的妻子，而是为去救与他没有任何亲戚关系的陌生人，海因茨应该去偷吗？如果海因茨偷药不是去救他妻子，也不是去救陌生人，而是去救一个动物，比如海因茨很宠爱的一只狗，海因茨应该去偷吗？

柯尔伯格一共设计了9套类似的道德两难故事，运用这些两难的故事，他发现了儿童道德发展的一些特点。

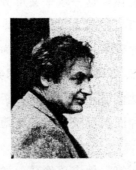

图 3-6　柯尔伯格

道德认知发展阶段

　　柯尔伯格发现，较大的儿童和较小的儿童在作道德判断时所持的理由是不一样的，较小的儿童主要从他的现实利益出发处理道德问题，他们比较关心行为的实际后果，而不太关心被社会所规定的正确的行为方式；较大的儿童更倾向从社会所公认的良好行为的角度来处理道德问题，做一个好的公民；还有一些更大的儿童能够超越他所处的社会的观点来处理道德问题。据此，他把儿童道德判断发展分为三个水平六个阶段。

　　第一个水平为前习俗道德水平（preconventional reasoning）。处于这一级水平的儿童能够区分文化中的规则和好坏，懂得是非的名称，但是他们是根据行为对他们自己身体的或快感上的后果来解释好坏的；或者根据宣布这些规则和好坏的人们的体力来区分好坏，也就是儿童的道德判断主要依据对自己是否有利或自己是否受到惩罚。这一水平又可分为两个阶段：

　　阶段一，以惩罚与服从为取向阶段。这个阶段儿童以行为对自己身体所产生的后果来决定这种行为的好坏，而不管这种后果对自己有什么意义和价值，其道德判断主要与惩罚相联系。例如儿童认为他们必须遵从规定，否则就会因为不遵从而受到惩罚。下面两种回答反映了这种道德他律的惩罚和服从定向：

　　持赞成态度的回答，他应该偷药，如果他妻子死了，就没有人给他做饭了；或者如果儿童有一个十分威严的舅舅，也许他会结合自己的生活经验回答，应该偷，否则的话他的舅舅会揍他。或者说他应该偷，因为他事先也做过努力，又不是偷什

么大东西，他不会受到惩罚的。

持反对态度的回答，他不应该偷药，否则他会被逮捕，会去坐牢。

阶段二，以工具性的相对主义为取向阶段。这个阶段儿童认为正确的行为是那些可以满足个人需要、有时也可以满足他人需要的行为。遵循互惠互利原则，他们认为如果自己对其他人友好，别人也会对自己友好。"一报还一报"是这一阶段的主导哲学。这个阶段的儿童在进行道德推理时，极有可能把海因茨与他妻子的关系看得十分重要，海因茨应不应该偷药取决于妻子对他好不好，要是妻子一向对他好的话，海因茨就应该关心妻子，要是他妻子一直对他不好，则没有必要自寻烦恼，冒险去偷药。下面是两个典型的回答：

持赞成态度的回答，他可以偷药，因为他的妻子需要药品，而他也希望妻子能活下来，他去偷药并不是出于自己的意愿，而是为了拯救妻子而不得不这么去做。

持反对态度的回答，他不应该偷药，药剂师希望通过药品挣钱并没有错，每一个从事商业的人都是为了挣钱。

第二个水平为习俗道德水平（conventional reasoning）。处于这一水平的儿童能够按照家长、学校和社会所期望的好行为去行事，个体努力遵守规则和社会规范，以获得他人的认同或者社会秩序的维持。这一水平也可分为两个阶段：

阶段三，"好孩子"取向阶段。处于这一时期的儿童和成年人经常接受他们父母或社会的道德标准，希望成为父母认为的好孩子、社会认可的好公民、孩子心中的好父母、妻子心目中的好丈夫，关心别人，与别人保持相互信任、忠诚、尊重的关系。下面是两个典型回答：

持赞成态度的回答，他应该去偷药。他只是做了一个好丈

夫应该做的事情。阶段二的儿童，根本不会意识到海因茨对妻子应尽的义务，他们作出判断的依据主要取决于海因茨妻子对他好不好，而处于本阶段的儿童则认为，既然海因茨和他的妻子结了婚，他就有责任和义务关心自己的妻子，并设法挽救妻子生命。即使他不爱妻子，他也得承担这种义务。为救妻子而偷药，只不过是尽了一个丈夫应尽的义务。

持反对态度的回答，他不应该偷药。他并不会因为他妻子的死亡而受到责备，这并不表示他无情或者不爱自己的妻子，而是药剂师太自私和无情。或者他不应该偷，做小偷会使自己的家庭名声扫地，给自己的家人带来烦恼和耻辱。

阶段四，以法律与秩序为取向阶段。这一阶段儿童的道德判断主要基于对法律、社会秩序和规范的维护。例如，这一阶段儿童认为，为了整个社会的发展，需要制定一定的法律，并且这个法律应该为每一个成员所坚持。遵守合法权威制定的规则的行为就是对的，遵守法律不是因为害怕惩罚，而是相信规则和法律能够维持社会秩序。他们持有"法律至上"、"法律重于个人利益"的观点。当然，持有法律至上的观点并不意味着只能反对海因茨偷药，而是说他们真正感到海因茨事件隐含着一个使他们十分困惑的两难选择。事实上，也许处于前三个阶段的个体在回答海因茨是否应该偷药时，并没有多少为难的地方，而达到阶段四的个体会感到左右为难，他们也许会想，照理来说偷东西是不对的，但是不这么做的话，他又要为妻子的死负责；或者把两者区分开来，海因茨偷药是不得已情况下的自然选择，但偷东西是违法的。下面是典型回答：

持赞成态度的回答，他应该偷药。如果什么都不做，会眼睁睁地看着妻子死去；他有责任挽救自己的妻子，但是他也必须想办法付钱给药剂师。

持反对态度的回答，海因茨想要挽救他的妻子这是很正常的事情，但是偷窃就不对了。而且他自己也知道没有得到允许从药剂师那里拿走药是偷窃行为。

第三个水平是后习俗道德水平（postconventional reasoning）。处于这一水平的儿童认可一部分道德准则，同时有新的想法，最后形成具有个性化的道德准则。处于这一个阶段的个体能用广泛的公正原则来判断是非，而且这些原则可能与法律或权威人物的命令相冲突，他们努力超越个体或自己所属的团体的价值观念或道德准则，用人类社会所推崇的原则和准则行事。这一水平同样可分为两个阶段：

阶段五，社会契约取向阶段。处于这一阶段法律和道德被看成是一种社会契约关系，既然是契约，就存在着一定的范围，也存在着更改的可能，因此他们意识到个人意见和价值观的相对性，其价值观、道德观超越了具体的法律规范。处于这一阶段的个体并不像以法律与秩序为取向的第四阶段那样死板地维护法律，而是以法律本身所蕴涵的道德精神作为道德判断的依据，维护的是法律精神。下面是两个典型回答：

持赞成态度的回答，法律禁止人偷窃，但没有考虑到为救人的生命而偷药这种情况。海因茨不得不偷药救命，如果有什么地方不对的话，需要改变的是现行的法律。稀有药品应当按照公正的原则加以调控。

持反对态度的回答，你不能因为某人的偷窃而完全指责他，但是特殊的情况也不是非得拿法律来判定对错。你不可能让每一个陷入绝望的人都去偷窃；结果是好的，但是好的结果也不能使错误的手段正当化。

阶段六，普遍的伦理准则取向阶段。这是科尔伯格关于道德发展理论的最高阶段，处于这一阶段的个体在普遍的人类权

利基础上建立了道德准则。当面临法律和良心之间的冲突的时候，人们会遵循自我内化的道德判断原则，尽管这一选择可能冒着很大风险。这些原则并不像基督教"十诫"那样具体，它们是有关普遍公正（对全人类权力的尊重）的抽象道德原则。这种普遍的公正超越了与之冲突的任何法律或规则。下面是典型回答：

持赞成态度的回答，必须在偷药和眼睁睁看着妻子死亡两者中作出选择时，道德上偷药是正当的，这是维持和尊重生命的行为。

持反对态度的回答，他面临是否应该考虑其他和他妻子一样迫切需要这种药的人的决定，他不应该局限于自己对妻子的感情，而是考虑涉及的所有生命的价值。癌症患者那么多，药物如此之少，只有在所有有关的人都认为这样做是正确的时候，这种行为才是正确的。

根据这种理论构想，柯尔伯格到世界上许多国家和地区（包括在我国台湾地区）做过跨文化研究，以验证其道德发展阶段理论，他的理论在很多方面得到了验证，比如儿童道德发展的前五个阶段的存在，个体随年龄增长道德判断水平提高的趋势，通过道德教育可以促进道德发展等，也有一些研究并不像他设想的那么明确，但研究的成果已经足以使他积累信心，作出化解道德两难困境的道德教育策略的试验。

道德两难困境的处理

那么，如何化解道德两难困境，进行学校道德教育呢？柯尔伯格认为关键在于提升学生道德发展水平。为此，柯尔伯格

及其追随者在学校教育中做了两项开拓性的工作：一是围绕道
德两难问题组织小组讨论；二是按照发展性原则重建学校的道
德环境。第一种方法被称为新苏格拉底法；第二种方法被称为
公正团体法。

苏格拉底是古希腊著名哲学家，也是著名的教育家，他并
不是凭借教授某种知识来进行教学，而是通过正确的提问，刺
激对方思考，引导对方朝着他所希望的方向，通过对方自身的
思考，亲自去发现真理。他把这种方法比喻为"产婆术"，就
像产婆助产一样，引申为思想之接生的意思。苏格拉底的对话
法总是从人们所关心的日常问题展开，这种发问在许多场合往
往有几种可能的选择，可以任凭应答者按照自己的想法，自由
地加以肯定或否定，自由作出回答。当回答不符合他的意图
时，他就从另一个角度提出新的问题，引导答辩朝所希望的方
向前进。这样倘若对第一个问题作出妥当的回答，意见获得一
致，就以第一次回答为线索转入第二个问题；倘若对方不能作
出直接的回答，对话不能沿着他所希望的方向发展，他则利用
他那特有的辛辣的讽刺，或对对方指桑骂槐，或鼓动或毁谤，
引导对话纳入正轨。苏格拉底的这种方法直逼人们的心灵，促
使人们对人生重大问题进行思考，因此一直被西方学者所推
崇。

柯尔伯格十分欣赏苏格拉底的方法，他把苏格拉底的方法
引入道德教育领域，通过对道德两难问题的讨论，来引导学生
对道德方面重要的问题进行思考，促进学生道德判断发展。为
此，柯尔伯格设计了一系列的道德两难问题，在每一个道德两
难故事后面，都设计了若干个提问，这些问题层层递进，一环
扣一环，直逼人们的心灵，令人深思。比如上述海因茨的故
事。在回答完柯尔伯格的第一个故事以后，柯尔伯格又设计了

一个与之相关的故事：

  海因茨撬门进入药店，他偷到了药，给他妻子服用。第二天的报纸上就刊登了一则偷窃的消息。布朗先生是一位警官，他认识海因茨。他想起曾看见海因茨从药店跑出来，意识到偷药的人是海因茨。布朗先生是否应该告发海因茨是盗贼？

  在一般情况下，大多数儿童都会回答应该告发，于是柯尔伯格又问，如果布朗先生和海因茨是好朋友，他应该告发吗？如果布朗先生不是一个警官，而是一个普通人，他又和海因茨是好朋友，他应该告发吗？

  故事还没有结束，正如大多数儿童所言，布朗先生告发了海因茨，海因茨被捕，并被带到法庭。法庭组织了一个陪审团。陪审团的工作是认定一个人是否有罪还是无罪。最后，陪审团认定海因茨有罪。那么法官是应该判决海因茨有罪还是终止审判，释放海因茨？从社会观点来看，违反法律的人就应该受到惩罚吗？你认为法官怎样判决才是最负责任的？

  柯尔伯格的新苏格拉底的方法在学校道德教育实践中产生了积极影响，据调查，经过道德两难故事的讨论，学生的道德判断水平均有所提升。柯尔伯格似乎找到了提高道德判断能力，化解道德两难问题的办法。但是接下来，柯尔伯格的新苏格拉底法在推广的过程中却遇到了严峻的挑战，以至于有学者认为柯尔伯格的办法是"手术成功了，但患者却死了"。在这

种道德教育的困境下，在 1969 年夏天，柯尔伯格访问以色列集体农庄（Kibbutz）聚居区的中学以后，逐渐形成了一种通过重建学校道德教育环境，建立一种公正的环境和氛围，使学生在积极环境中通过道德讨论自主地形成道德判断水平的想法，即公正团体法。

公正团体法的主要特点是按照公正团体的一些基本原则，把学校建设成一种"公正团体"，成为一个充满民主道德氛围、由大家共同管理的场所。具体原则和方法为：第一，学校采取直接民主管理。所有重要问题都提交每周一次的团体碰头会讨论和决策，在碰头会上，每个成员（教师和学生）都只有一票。第二，另外设计许多由学生、教师和家长共同参加的固定委员会。第三，在各成员之间达成一种社会契约以规定每一个人的责任和权利。第四，学生和教师的基本权利是相同的，包括自由发表意见、尊重他人、禁止身体和言语上的伤害等。柯尔伯格认为这种管理学校的方法"合乎正义"，不仅因为它采取了直接民主的方式，也因为社团的决议合乎学生可以理解的最高道德推理层次。教师的任务并不是要把较高阶段的道德推理施加给学生，来达到共同的决议。如果做到了这些，并使学生能自己作出决定、自己执行时，学校就可以说是成为一个"公正团体"了。

十分可惜的是，正当柯尔伯格准备大张旗鼓地开展公正团体法的时候，他在做跨文化研究时染上的疾病又一次复发了。柯尔伯格不得不又一次住进医院。可是不久，院方发现柯尔伯格失踪了，后经过警方长期搜寻，终于在波士顿劳岗机场附近的沼泽地找到他的遗体。据警方调查判断，柯尔伯格是溺水身亡的，但确切死亡时间并不能确定。由于柯尔伯格失踪前没有留下片言只字，他的死亡仍是一个谜。一代道德教育大师就这

样过早地离开了人世。

在柯尔伯格进行道德发展研究的 30 年间，他不断地修改拓展着自己的理论，其道德发展阶段理论也一直受到各方面的批评，批评意见主要来自三个方面：一是关于道德判断与道德行为的关系，批评者认为即使柯尔伯格的道德发展阶段理论正确，也并不意味着人们会以这样的道德判断行动，也就是人们的道德判断与道德行为之间并不一定存在必然的联系。二是关于道德发展阶段的普适性的问题，柯尔伯格虽然做过很多跨文化研究，但主要是以美国中产阶级儿童作为依据来进行研究设计的，带有明显的西方文化色彩，并不一定具有普遍性。三是关于柯尔伯格的道德发展是否适用于女性的问题。柯尔伯格作为男性学者，其研究对象也主要以男性为主，按照男性的思维方式构建道德发展的阶段理论，比较重视公正的价值。事实上，在人类社会发展过程中还存在着另外一种十分重要的价值观，即关怀的价值观。女性在柯尔伯格的道德发展阶段得分较低，主要是因为女性更关注关怀的价值，关怀的价值与公正的价值并没有好坏之分。

柯尔伯格的理论并没有提出化解道德两难问题的具体方法，但是毫无疑问，柯尔伯格的研究有重大意义，他开创了用科学方法研究抽象道德问题的方法，为道德教育提供了一套十分精细的教育策略，即用高一级的道德判断去刺激学生道德发展，他的方法为人们寻找化解道德两难困境的方法提供了正确的方向，也向人们昭示了一条道德教育的新路：走柯尔伯格的路，按照柯尔伯格的方式化解道德教育的困境。

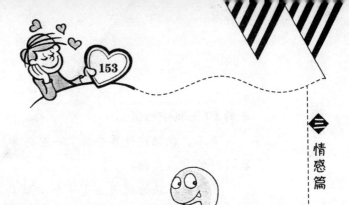

5.你会伸出援助之手吗?

这是一位大学生的来信,他描述了这样一种人生困境:

　　这是我亲身经历的一件事,就是在本月,就是在熟悉的学校门口,它却让我犯了难。

　　那天晚上,我从校门口的商店买完东西后正准备回宿舍,不经意间,我身边好像走过去一个人,又好像那人说了句什么,于是我就下意识地停了下来,仔细一瞧,是一个胖乎乎的背着书包的女生,年纪应该比我小一些。她见我停了下来,就用一口标准的普通话问我:"请问你是不是这儿的学生?"我点了点头,她又气喘吁吁地说:她是大学附中的学生,想回家,家中没人,想到此找同学,同学也不在,于是她只能现在乘车到汉口去,顺便去办点事儿,问我是不是可以……

　　她说到这儿时,意思已经很明显了:想让我拿出点儿钱来帮个忙,摆在我面前的也有两种选择:如果她真的有困难,那么我会毫不犹豫地出手相助;但如果她只是个骗子,那么一切免谈。于是我想尽量套出些什么话,以此作为判断的依据,但她似乎很精明,回答也似乎无懈可击,并向我索要电话号码,保证今后一定还……因为我最后终于找不到什么破绽,本着"助人为乐"的原则,我将仅

有的 50 元拱手相送。

事后，我把这件事告诉了一些同学，他们的观点也如我所料的分为两种：

一部分人认为这明显是一个"骗局"，哪有大学附中的学生开口就说标准的普通话？她为什么不向邻居求助？她为什么不去打电话，而非要到汉口去一趟？……他们还举出一些类似的例子，比如一个大人牵着一小孩，向你倾诉他们有多累多饿，希望你能掏钱相助；又比如一人推着自行车将你拦住，向你借 50 元，理由是划伤了别人的轿车，别人找他的麻烦……总之，就是骗大学生的钱。

另一部分人则认为前者过于绝对，将现实看得太黑暗，众多事件中可能有一两个骗局，但一定有的确需要帮助的人，我们不能因为戒心太强而拒绝一切求助者，毕竟，一切都有例外。

看来，大家的想法和我的疑惑相似，我们并没有合适的解决办法，那么，我们究竟该如何伸出"援助之手"又谨访"受骗上当"呢？

相信我们很多人都遇到过类似的事情和现象，这个故事涉及亲社会行为或助人行为的问题。所谓亲社会行为（prosocial behavior）泛指一切符合社会期望而对他人、群体或社会有益的行为，主要包括合作、分享、助人、捐献、谦让、安慰、同情等，其中助人行为是比较普遍的亲社会行为，特别是在我国，"扶贫济困"，"一方有难，八方支援"是优良传统和民风，体现了中国传统文化对弱势群体和暂时需要帮助的人的一种"仁德"。但是，由于现实生活的复杂性和多样性，有一些骗子正是利用了一般人们对于处于困境中的人们的同情与怜悯

心理，假装成急需帮助的人，骗取人们的同情，甚至骗取财物，这样就为我们每个人提出了这样一个问题，如何既体现中华民族传统扶贫济困的美德，又避免受骗上当呢？

助人行为发生的心理机制

关于亲社会和助人行为的研究源于一个真实的案例。

1964年的某一天，在美国纽约，一个叫凯蒂·热娜亚的青年女子在她经营的曼哈顿酒吧营业结束后返回公寓，她的公寓在皇后大街的一个安静的、中产阶层居住区内。当她下车朝公寓方向走去的时候，她遭到一个持刀男子的恶意袭击。那男子连刺她几刀，她大声喊救命。一个邻居大声警告那男人："放开这个女孩。"歹徒正欲逃走，发现没有人出来，就又返回来将热娜亚击倒在地，再一次刺杀她。女孩继续呼救直到最后有人报警。警察接到报警后两分钟便赶到现场，但热娜亚当时已经死了，袭击者也不知去向。袭击行为持续了35分钟。警察在调查这一事件中发现，公寓周围共有38人目睹了这一袭击事件，但最终只有一个人报了警。一对夫妇（他们以为已经有人报了警）把两把椅子移到窗前，为的是观看这一暴力事件。杀人犯一直没被抓住。

如果有一个人能早些向热娜亚伸出援助之手的话，她也许就能幸免于难。人们在最需要帮助的时候是如此冷漠，这令纽约市民和全体美国人感到震惊，他们纷纷谴责居住在大城市里

的人们情感冷漠，想知道其中的原因。于是，纽约大学的约翰·达利和哥伦比亚大学的比勃·拉特那对这种现象进行了试验研究，他们选择了一些选修心理学课程的大学生，模拟了一种需要求助的情境，分析人们在危急状态下的助人行为，提出了助人行为发生的基本阶段和过程。他们认为一个人要伸出援助之手必须要意识到某一事件正在发生，要经历一系列阶段，比如要对情境作出判断，要明确在这个事件中自己的责任，要决定采取什么行为，最后才是采取什么行动去做，而这些过程中的任何一个因素都会对个体是否产生助人行为发生影响。

20世纪80年代以后，美国儿童心理学家南希·艾森伯格对助人行为的过程及其机制进行了较为深入研究。艾森伯格把助人行为的心理过程分为三个阶段：

第一个阶段是对他人需要的注意阶段。与达利等人的研究一样，艾森伯格也认为在一个人帮助他人之前，他（她）一定是注意到他人有某种需要帮助的具体的愿望和行为表现，一个人尽管十分困难和危急，但别人并不知道，他（她）的困难和危急也不会被人们纳入帮助的视野。因此，从助人行为产生的过程来看，注意到他人的需要是助人行为的初始阶段。

第二个阶段是亲社会行为意图的确定阶段。一个潜在的助人者一旦注意到他人的需要，便须决定是否要助人，从而进入亲社会行为意图的确定阶段。艾森伯格认为，这个过程至少可通过两种方式进行：一种是在紧急情况下，另一种是在非紧急情况下。在紧急情况下助人意图的确定，由于时间紧迫，不容许潜在助人者全面地分析个人得失，在助人与否的决策中认知变量和人格变量所起的作用相对较小，而情感因素，如移情、同情、内疚感或个人痛苦等则起主导作用。潜在助人者可能对他人产生同情，进而萌发亲社会行为动机。另一方面，潜在助

人者也可能通过移情产生个人痛苦，为减轻个人痛苦而产生助人的动机。倘若潜在助人者具有更简便的、代价小的方法减少个人痛苦，如逃避现场，就可能产生不助人的动机。在非紧急情况下，由于个体有足够的时间和信息来对自己的行为进行分析，并且受助者的需要并不具有足够的情感力量而直接催发人们产生助人的动机，在这种情况下，个人是否产生助人的动机受多种因素的影响，个人对助人行为的看法和人格因素起着重要的作用。在我们上面的借钱案例中，这位同学所遇到的情境就是一种紧急情境，由于时间紧迫，该同学没有足够的信息来全面分析受助者个人的其他方面情况，因此，在这个过程中，情感因素占据着很大的成分，在移情作用占上风的情况下，人就非常容易作出助人的决策。

第三个阶段是意图和行为建立联系的阶段。那么，个体有了助人意图以后，是不是必然会产生助人的行为呢？其实不然，助人意图与亲社会行为并不是直接呈现出一一对应的关系，其中也存在着很多的变化因素。艾森伯格认为，助人意图和亲社会行为之间的关系主要受个人的有关能力、人与情境的变化两方面因素的影响。

在某些情形下出现有助人意图而没有产生助人行为的原因是潜在助人者无能为力或感到无能为力。比如如果求助者的要求超出了自己的资助能力，那么助人者即使"有心"也"无力"，在前述案例中，如果求助者要求5000元的资助，对于一个正处于学习阶段的大学生来说，即使非常愿意帮助求助者，也会感到很为难。另一种情形是某种助人意图的实现需要特定助人技术的行为，比如帮助落水者、帮助别人打开家门、救助身陷危险地带的人群等，这就需要助人者一定的专业技能。有

关的个人能力，如助人的特定技能、自我效能感、自我调节技能、有效的策略知识、人际间问题的解决能力等，都影响助人意图向亲社会行为的转化。个人有关能力的高低影响到助人意图与行为联系的加强或减弱，如适当的训练（提供与助人有关的知识和技能）在某些情况下能增加助人行为；个人能力的相对水平也影响助人意图和行为的联系，如在紧急条件下，若有能力更强者在场，或者专门的助人部门，比如110、122等，个体的助人行为将部分地受到抑制，而把这种助人行为转移到专门的部门。在某些情况下，一个人的助人决定与助人时机之间往往有一段时间间隔，在这段时间内，个体特征与情境因素随时间而发生的变化也可能要影响到已有助人动机的个体是否会作出助人行为。

在大多数情况下，出现助人意图而没有出现助人行为，可能与个体对情境的评估有很大的关系。一般来说，个体对情境的评估主要表现在以下几个方面：一是对亲社会行为的主观效用分析，也就是对亲社会行为的代价和受益的主观评估。例如，如果助人的代价增大（如身体上的伤害、物质上的损失等），即使是富有同情心、乐于助人的人，其助人的可能性也会减小。二是对潜在受助者的归因。如果潜在的助人者把潜在受助者需要的原因归于受助者不可控制的外部因素，比如天灾人祸、命运不济、运气不佳或有身体方面残疾等，就更可能萌发助人的动机；如果把受助者需要的原因归于他（或她）可控制的内部因素，比如一个青壮年的人沿街乞讨，就很容易被归因为个人主观不努力，就不可能很好地诱发助人的动机和行为。三是对助人行为的主观认知，比如关于"助人"和"仁慈"特质的自我认同，自尊和自我聚焦（self-focus），个体的

价值观、需要和偏好等。如果一个人认为自己具有仁慈、助人、慷慨等特质，或者自认为是一个利他主义者，那么其亲社会倾向就更强。因为一个人一旦形成利他自我形象后，便会努力保持这种自我形象，并且使自己的行为与之保持一致。自尊水平和自我聚焦的程度也影响个体的助人意图。人的自尊水平不同，助人的原因也可能不同。与自尊水平较高的人相比，中度自尊和低度自尊的人更可能为赢得社会赞许，或避免受拒绝而产生亲社会行为动机。四是对助人情境中他人行为或他人助人的意图的认知。人是社会的动物，个体是否产生助人行为，除了与个体本身的认知因素有关以外，还受其他社会因素的影响，如个体 A 看到个体 B 骑车摔倒了（注意到他人的需要），想上前扶起个体 B（产生助人动机），但一个离个体 B 更近的人扶起了个体 B（情境发生了变化），这时个体 A 的助人动机与助人行为之间就没有联系起来。在这个过程中，就存在着一个个体在助人行为过程中的"责任"问题，也就是个人认为他是否有责任来对其他人产生助人行为。如果一种情境中存在着诸多的潜在助人者，这样就非常有可能出现"责任扩散"的现象，即诸多潜在助人者都会存在着这样一种心理，可能大家都会想，也许会有其他人帮助，我就不必帮助了，这就是为什么会出现歹徒在光天化日之下行凶，而无人制止；有人在大庭广众下落水，但无一人救助的主要原因。

从对他人需求的注意到助人行为的产生是一个非常复杂的过程，个体产生助人行为受着多种因素的影响。艾森伯格正是从助人行为的研究过程中发现了个体在不同时期社会性发展的不同阶段。

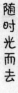

个体社会性发展阶段

在对助人行为的分析基础上，艾森伯格设计了一些亲社会的两难问题，比如一个人是否愿意自己生活艰苦，却慷慨解囊救助一个经济困难的人；是否愿意冒着生命危险去救落水儿童；是否愿意放弃自己个人的发展机会，成就另一个人的发展，等等。这些亲社会两难问题的主要特点是一个人必须在满足自己的愿望、需要、价值与满足他人愿望、需要和价值之间作出选择；而作出这种选择，就意味着主人公的自我牺牲，并且这种助人行为并不是在他的责任以内。这样，故事情境就更具有悲剧色彩。根据儿童对这些两难问题的回答，艾森伯格概括出儿童亲社会判断随年龄变化的趋势，他把儿童亲社会道德判断分为五个阶段。

第一个阶段是享乐主义的、自我关注的推理。也就是助人不助人的主要理由是自己能否直接或间接、现在或将来从中获得利益，自己能否从中获得满足，或者自己喜欢某人、某人与自己最亲近等，是一种以自我中心的思维模式，如果用一句人们经常使用的词，即"主观为自己，客观为别人"。

第二个阶段是需要取向的推理。也就是当他人需要和自己需要发生冲突时，能够觉察或意识到他人的需要。这个阶段的个体还没有达到从关注他人需要上升到更加广泛的人类群体和较为普遍的人性、人道、关心等抽象的观念和价值上。

第三个阶段是赞许和人际取向的推理。也就是助人行为发生与否的理由是这种行为是否得到社会认可，如果一种助人行

为是社会所普遍褒奖的行为，那么其发生的几率就很大，反之，尽管是在一种十分危急的情况下的一种助人行为，也不可能出现在处于这个阶段的个体。这种推理表明其亲社会助人判断还存在一种外在的规律服从阶段，还没有达到发自自己内心主动去做助人行为的阶段。

第四个阶段分两个子阶段，第一个子阶段是移情式推理阶段。也就是个体在选择助人行为时能够把自己的情感转移到求助者，从求助者的角度来思考问题，关注到求助者的当前和今后的发展，从而萌发出同情心、对他人利益的关注等一些较为抽象、复杂的情感。这个子阶段和第二个阶段的主要区别在于，第二个阶段仅仅意识到他人的需要，能够在自己需要和他人需要之间选择时，作出牺牲自己需要以满足他人需要的选择；而在此阶段，个体相对忽视自己的需要，把自己的情感转移到求助者身上，并且更加关心求助者的需要，体现出更为普遍永恒的道德内涵。第二个子阶段是一个过渡阶段。也就是个体选择助人与不助人行为时，已经涉及一些相对抽象的价值观、规范、责任和义务、人权与尊严等抽象的观念，不过这种观念还不太明确和坚定，处于相对模糊状态。

第五个阶段是深度内化阶段。也就是在这个阶段，个体发生助人行为是基于自己的内在良心、价值观、信念等，出于自觉自愿，是按照自己的道德准则行事。达到这个阶段一方面需要个体对自己的内心的价值观念的明确、清晰和坚定，另一方面也需要个体身体力行、言行一致，真正达到了乐于助人的阶段。

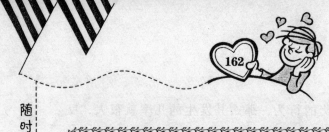

如何调适因助人受骗而产生的情感挫折

　　助人行为的发生并不一定都会产生积极的情绪，有时候也会给人们带来一些情绪上的困惑，心理学上把它称之为"预测性焦虑"现象。《改变心理学的 40 项研究》的作者霍克讲过他自己的一个亲身经历。在他年轻的时候，有一次与一帮朋友在邻居家的游泳池游泳，当他正准备从跳板上跳水时，突然看见邻居家 13 岁的女儿正躺在游泳池底部，他看了一下四周，似乎没有一个人意识到这个显而易见的紧急状况，她是溺水了还是在开玩笑？他无法确定，正当他准备大声呼喊并跳下去营救时，却发现她懒洋洋地浮出了水面，而霍克则因担心出事而犹豫了 30 秒，这件事情使他有一种很愚蠢的感觉。这个故事和我们本文开头所讲的案例经历是非常相似的。上述案例中的主人公实施了助人的行为，不仅没有得到周围同学的赞许，反而受到了讥讽；不仅没有使自己感到心情舒畅，反而使自己有种受骗的感觉。那么，如何消除因为助人而受骗的情绪挫折或"预测性焦虑"呢？

　　首先要调整自己的认知，提供给自己价值支持。助人行为本身是一种十分复杂的亲社会行为，需要个体在自己利益与求助者利益、求助者的个人状态及处境、自己助人行为的得失利弊、道德良心与社会正义之间作出牺牲自己、帮助他人的行为。特别是在十分危急的状况下，由于没有时间和足够的信息作出科学的判断，情感因素占据着很重要的成分，在这种情况下，个体难免会出现误判，出现难以区分是真的需要帮助，还是打着求助名义的行骗行为。对于实施救助的人来说，首先应

该有这样一种思想观念，即不管助人行为是真的帮助了处于困境中的人，还是受骗了，助人行为都是一种值得赞许的行为，是一种高尚的行为。外在环境对助人行为进行鼓励是最好的，即使外界环境不仅没有对助人行为进行鼓励，而且还受到讥讽，也不能说是助人行为本身的问题，只能说是社会风气的问题。因助人而受骗上当并没有掩盖助人行为本身的价值，要不断给予助人行为以肯定和鼓励。

其次，不断提高自己助人的能力水平。助人行为的发生，不仅需要有一颗仁慈的心，而且也需要有帮助他人的能力。如前所述，助人行为的发生与个体的能力有很大的关系，它不仅影响着对求助者发出的求助信息的识别，也影响着助人意图与行为之间的联系，还影响着具体的助人行为的效益。一个对他人需要识别能力较强、具有较为丰富的助人能力和技术、具有较强助人行为的自我效能感的人，更容易发生助人行为。对助人能力的不断提高和训练，有助于个体助人行为的产生。因此，个体应不断提高自己助人能力，才能在关键时候伸出援助之手。

再次，不断提升自己亲社会思维发展水平。随着个体年龄的增长，道德能力的提升，个体亲社会思维有一个不断提升的过程。这就要求个体在人生发展过程中，不断提高自己亲社会思维的发展水平，不断用较高一层次的亲社会思维来要求自己，促使自己的思维不断地向高一个层次水平提升，达到促进亲社会道德思维发展的目的。从另一个方面来说，只有自己亲社会道德思维发展到一个较高的层次，如达到艾森伯格所倡导的第五个阶段水平，个体才能完全自觉自愿地产生助人行为，即使这种助人行为受骗上当，也依然能够积极肯定自己，因为助人行为对于此阶段的个体来说，并不是一种外在的要求，而

随时光而去

是一种内在的要求。正是这种亲社会行为的内在要求和所作出的巨大牺牲，体现了亲社会助人行为的道德价值。

最后，推动社会建立良好的社会风气。不断调整自己个人的心态，使自己走出情绪挫折，这只是一种消极的调适办法，而积极的调适办法是推动社会建立良好的社会风气。亲社会助人行为是一种有益于社会积极健康发展的行为，应该得到政府、社会舆论和普通社会民众的褒奖、赞扬和广泛支持，只有全社会形成了助人为乐，急人所难，一方有难八方支援的良好社会风气，助人者才能在这样的环境中不断地得到物质、精神或情感上的支持，得到不断地自我肯定的机会，促使个体产生更多的助人行为。

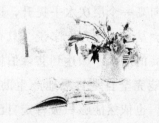

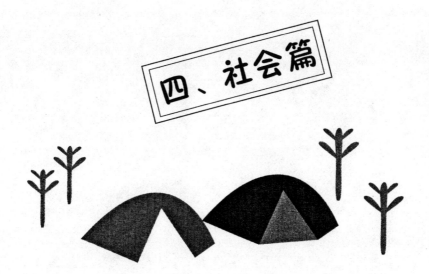

四、社会篇

1. 今年20，明年可不可以18？

在电视中，我们经常可以看到这样的广告：30 岁的人 60 岁的心脏，60 岁的人 30 岁的心脏；更有甚者，有的广告更进一步提出，今年 20，明年 18。这些颇具有诱惑和鼓动性的话语到底是否成立？一个人能不能在 60 岁时还拥有 30 岁的心脏，并且使自己越活越年轻，实现今年 20，明年 18 呢？

年龄的四种标记

年龄是发展心理学的一种基本尺度，离开年龄，我们就没有办法来标记一个人的心理发展。发展心理学所说的年龄有两层含义。一是表示时间的长短；二是表明心理发展阶段与年龄阶段的大致对应关系。而心理发展是心理在时间上的变化过程，人的成长所经时间以年、月计算，这就是年龄。由于年龄不仅是一个自然生理的现象，而且也是一个包含着非常复杂的心理、社会内涵的概念，因此，在发展心理学上，有多种对年龄的标记方式。主要表现在以下四个方面：

一是实际年龄。实际年龄指个体自出生后所走过的年数，也称做自然年龄。我们在日常生活中，包括入学、就业、升迁、退休和死亡时所说的年龄，都是指的实际年龄。由于实际

年龄在我们日常生活中运用如此之广泛，并且又客观地反映了一个人从出生到当前的自然年数，因此很多人误以实际年龄与年龄这一概念是同义的，事实上，实际年龄只表示一个人出生后实际存活时间的长度，与个体健康状况、心理感受和社会上人们对他的年龄的评价并不存在着一一对应的关系，显然人们理解的年龄具有更为丰富的内涵。

二是生理年龄。生理年龄是就个体生理、健康状况而言的年龄，即指从生理学的角度来标识到达某一实际年龄阶段时个体身体机能发育或退化的状况和程度。主要通过了解个体一些重要器官的功能来决定。某人重要器官的功能会好于或不及同龄的人。事实上，一个人的生物年龄越小，他活的时间就越长，与实际年龄无关。所以从这个意义上说，一个 60 岁的人有 30 岁的心脏，而一个 30 岁的人却有 60 岁的心脏是完全可能发生的，因为他们是从两个不同的年龄概念来标记年龄。一个 60 岁的人其心脏完全有可能保持在 30 岁人的水平，而 30 岁的人，如果不注意身体的调节和锻炼，其生理机能状况也有可能恶化到 60 岁的水平。

三是心理年龄。心理年龄指的是与其他同龄个体相比的心理适应能力，即从心理学的角度来标识个体达到某一实际年龄阶段时其心理的实际发展水平和程度。一般来说，人们到达某一个年龄以后，其心理和行为表现也会大致呈现出较为相同的特征，也就是说相同年龄的人的心理和行为大致是相似的，这就是为什么父母与子女之间容易出现"代沟"，而同龄人之间容易沟通的原因。但心理年龄也有与实际年龄不一致的时候，如老年人的心理年龄与实际年龄就存在着较大差别，有的老年人有使自己适应的行为，如不断学习，善于变通，有所追求，能控制自己的情感，并且思维清晰；而有的老年人则正相反，

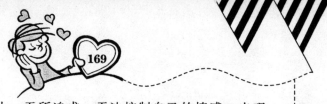

停止学习，思维僵化，无所追求，无法控制自己的情感，出现明显衰老痕迹。

四是社会年龄。社会年龄是与年龄相关的社会角色和社会期望，即从社会学角度来标识个体在某一个实际年龄段所承担的社会角色或表现出的社会适应的程度。从社会年龄来看，有时社会年龄比实际年龄更能说明个体发展的状态和特征，如思考母亲这一角色及其行为，对于推测一个成年女性的行为，知道她是个3岁小孩的母亲要比知道她20岁或30岁更重要。社会年龄包含了比实际年龄更为丰富的信息。

年龄的四种标记从不同层面、不同角度反映了个体的发展状态，是个体发展的较为完整的标记。

四种年龄之间的关系

一般来说，在人的发展过程中，这四种年龄的标记方式大致是相一致和协调的，也就是说一个人的实际年龄越长，那么，他的生理机能也越成熟或老化，心理年龄也显示出与实际年龄相一致的表现，而社会对他的角色期望是大致与其实际年龄相符的。正是这种一致和协调，使得个体保持着相对正常或平衡的状态。但是，这种平衡和协调也只是相对的，四种年龄的标记也会存在着不协调和不一致的时候。正是年龄的差异，使得人类社会生活显得多姿多彩、丰富多样，充满生机和妙趣。而一些小说和艺术作品，也正是利用了这种人们在年龄标记方面的差别塑造出了一个个活生生的人物形象。比如金庸小说《射雕英雄传》中的周伯通，虽然实际年龄60多岁了，但其心理年龄却只有儿童的水平，整天乐哈哈的，只知道和人嬉

笑、玩耍；而金庸的另一部小说《天龙八部》中的"天山童姥"，虽然实际年龄80多岁，但是生理年龄还是十二三岁的小姑娘的模样，并且心理年龄也处于青春期少女的发展水平。

四种年龄出现较大的不一致现象既可能出现在正常的人生发展阶段，也可能标志着发展的异常。比如青春期的个体，其实际年龄和生理发展、心理发展、社会发展之间，就有可能出现较大的不平衡。进入到青春期以后，人的生理逐渐成熟，但心理年龄却没有达到成熟水平，心理年龄处于未成年人状态。与之相适应，虽然青春期个体的生理已经长大成人，但社会还没有正式把他们作为一个成人来对待，社会年龄也没有成人的水平。因此，青春期的个体比较普遍感受到各种各样的不平衡和内在冲突，心理上处于一种边缘状态，表现出一种既希望社会把自己当大人看待，但又不能承担大人的职责；既渴望独立自主，但又摆脱不了依赖；既对社会和他人表示反抗，又努力寻求保护和支持；既经常把自己心灵闭锁起来，又特别渴求别人的理解和支持；既自以为是、瞧不起别人，又常常出现自卑的相互对立的矛盾心态。因此，尽管在青春期实际年龄、生理年龄、心理年龄和社会年龄的标记不一致是一种较普遍的正常现象，但处于其中的青少年依然感受到心理的矛盾和不平衡。

处于青年期的大学生的年龄标记之间的不平衡更为特殊一些，由于现代社会受教育年限的延长，大学生取得了一种被美国学者埃里克森所说的"合法延缓责任期"，意思是指大学生虽然生理上已经长大成人了，需要承担起成人的职责，但由于现代社会需要更复杂、更专业化的劳动，因此社会给予这些已经成人的年轻人以特权，即他们可以不用承担社会责任，而专心在学校学习。如果我们把"合法延缓责任期"用年龄来进行标记，意味着处于青年期的大学生从生理年龄上看，已经是

成人了，但由于大学生处于特殊学习期间，社会认可把大学生的社会年龄作为未完全的成人看待。这些可能是人生发展的正常的现象，但如果在青春期的发展过程中，青少年实际年龄、生理年龄、心理年龄和社会年龄偏差很大，也可能会出现异常。比如如果女孩不到 8 岁就出现月经初潮，男孩不到 10 岁就出现遗精现象，也就是实际年龄还没有达到生理出现青春期特征的年龄，就有可能出现青春期早熟的现象，对个体发展产生不良的影响。

个体年龄标记的不协调既可以出现在优秀个体上，同时，也可能出现在异常个体上。那些比较优秀的个体，往往在实际年龄和生理年龄相对比较年轻的时候，其心理年龄和社会年龄就已经达到了较高的成人水平，我们经常看到有许许多多的年轻才俊，他们在实际年龄相当小的时候，就取得了令人瞩目的成绩，比如 28 岁左右就成为大学教授，30 岁就成为大城市的市长等。但在另一方面，也存在着大量实际年龄和生理年龄已经达到成人阶段，而心理年龄和社会年龄依然处于儿童阶段，而这些个体就很有可能出现心理问题。精神分析学派创始人弗洛伊德认为，人在成长的过程中，特别是幼年时期，如果出现巨大挫折，就会在这个时期积聚一定的心理能量，长大以后，如果遇到类似的情境，或者出现较大生活波折，极有可能产生一种所谓"退行"作用，即虽然已经长大，但遇到挫折以后，心理就退回到童年的挫折点，运用幼年处理问题的方式来处理问题，这样就形成各种各样的精神疾病。按照这种观点，所谓出现精神障碍的人就是那些虽然实际年龄和心理年龄已经达到成人水平，但心理年龄还处于幼儿发展阶段，尽管他们已经长大了，但依然用儿童的思维方式处理问题，在别人看来和他自己看来，也就是有问题了，他按照儿童的思维方式处理问题在

社会上也会遇到障碍。因此，大多数心理健康的指标中都把心理和行为符合实际年龄的特征作为一条基本的标准。在现实生活中，我们经常可以看到这样的现象，一对青年男女在谈恋爱期间，女青年有时候会耍一些小孩子脾气，或撒撒娇，这些举动在男青年看来是非常可爱的，因为她表现出了幼儿的一面，而幼儿一般是非常可爱的，但如果女青年始终用幼儿的方式与男青年交往，那么即使男青年再喜欢这些小花样，也会感到不胜其烦。因为女青年并没有持有与她年龄相符的特征。

四种年龄之间的不协调不仅使生活变得千变万化、多姿多彩，而且也造成了一些人生的苦恼和社会问题，因此应科学对待和处理四种年龄标记之间的关系。

如何协调四种年龄的关系

如前所述，在四种年龄的标记中，实际年龄是人生命历程的自然量度，是一种无法改变的客观标记。每一个人从出生到死亡的时间多少，就决定了其实际年龄的长短，不管如何注意保养自己，人终归一死，这是每一个人都无法抗拒的自然规律。但是，这并不是说人在这种自然规律面前是消极被动的，事实上，人们可以通过自己的积极活动来改变实际年龄，改变对年龄的主观感受，给实际年龄赋予丰富的内涵。

首先，从生理年龄和实际年龄之间的关系来看，生理年龄并不等于实际年龄，一个人只要注意科学饮食、合理运动、养成良好生活习惯、保持积极生活态度，在自己身体的健康银行里多注入一些"存款"，那么就很有可能延缓生理的衰老，使自己生理年龄低于实际年龄，而这样实际上就可能增加实际年

龄。而相反，一个人尽管十分年轻，但由于不太注重身体健康、锻炼和保养，即使他的自然生理条件再优越，也会耗尽其生命银行里的"存款"，不仅加速自己衰老的过程，而且也可能减少自己的实际年龄。因此，我们可以通过改变人的生理状况，来改变人对实际年龄的认知，到那时候，也许真的会出现60岁的人30岁心脏的状况。

其次，从心理年龄和实际年龄的关系来看，心理年龄更不等于实际年龄，与生理年龄相比，心理年龄与实际年龄相差的幅度可以更大一些。同生理发展相比，人的心理发展并不是一个消极被动的过程，而是一个十分积极的建构过程。人既可以形成对年龄十分消极、悲观的观念，同时也可以形成积极、明朗的观念，这些都取决于个人对自己生活的建构方式。从这个意义上说，一个实际年龄非常年轻的人可以使自己心理年龄变得十分苍老，而相反，一个实际年龄十分年迈的人也可以使自己心理年龄显得十分年轻。据心理学研究表明，在人们的观念中，一般人认为随着人越来越老，记忆力会变得差一些，但是研究表明老年人并没有随着年龄的增长记忆变差，只是记忆的方式和内容发生了较大的变化，而老人，其记忆变差的原因主要是因为他们认为自己老了，记忆不行了，正是这种观念使他们越来越老化。因此，我们完全可以通过调整自己的心态，来改变自己的生理年龄和实际年龄，也许真的有一天，我们可以实现今年20，明年18的愿望，让青春长驻，即永远保持一颗年轻的心。

再次，从社会年龄和实际年龄之间的关系来看，社会年龄也不等于实际年龄，社会年龄是社会和他人对个体年龄的主观期待和实际评价，一个人既可以给人留下生机勃勃、生龙活虎的印象，也可以表现出老态龙钟、衰弱疲软的印象，这些都是

一个人给社会的外在感觉。社会年龄并不是不可以更改，比如同样是对待退休这种现象，有的人会把退休看成退出历史舞台，没有用了，年纪老了的标志，因此表现出老年人的生活状态；相反，另外一些人则把退休看成是生命的第二次诞生，解除了职业上的沉重负担，个人可以根据自己的兴趣和爱好进行学习和工作，使自己工作和生活更加充满活力。因此，我们完全可以通过改变对角色和身份的自我期待，来调整对实际年龄的认识，使自己生活得更加积极、健康、明朗。

当然，我们对生理年龄、心理年龄和实际年龄的调节并不是无限的，不管我们如何调整自己的生理年龄、心理年龄和社会年龄，都不能离实际年龄太远，我们只有在实际年龄提供的客观标记下，不断丰富和优化对生理年龄、心理年龄和社会年龄的认知，使自己有限的生命变得更生动、精彩和更有意义，当我们在暮年，回首往事时，才不至于为青春已逝、红颜衰老而叹息。

2．我们现在该如何教育自己的孩子？

有一个在民间流传十分广泛的故事。

北宋宣和年间，芒山有一盗将要受极刑，他母亲来和他诀别。芒山盗对母亲说："我想像小孩时吸一下母亲的乳汁，死了也感到无憾。"母亲让他吮乳，芒山盗咬断乳头，流血满地，母亲死去。刽子手们感到不解，芒山盗就告诉刽子手说："我小时候，偷来一棵菜一根柴，我的母亲看见，不仅没有批评我，反而很高兴我拿了东西回来，以至于后来不能约束自己，才有今天的下场。所以怀恨把她杀了。"

母亲含辛茹苦把孩子养大，得到的不是养老送终，而是死于自己孩子的暴行之中，这真是人间的惨剧！但是，这种人间惨剧不只是古代有，现代更是愈演愈烈。儿子杀死母亲，父亲打死儿子，一再发生这样的惨剧不断地考问我们，我们究竟应该如何对待孩子，应该如何培养和教育自己的孩子？

教养方式

　　父母如何培养和教育自己的孩子涉及父母的教养方式。顾名思义，教养方式包括"教"和"养"两个方面，"教"主要是指帮助孩子接受社会规范，成长为一个对社会有用之人；而"养"主要是指帮助孩子长大成人，反映小孩处于一种需要大人呵护抚育成长的意思。教和养之间的不同含义，组合在一起，就形成了一对矛盾的共同体，一方面为了使孩子健康顺利长大，就必须爱护孩子，顺从孩子的需要，体现对孩子的关爱；而另一方面，为了使孩子长大成为一个对社会有用的人才，就必须对孩子提出要求，促进孩子进步和成长。因此，我国古代父母在处理这一对矛盾时，采取了"慈严相济"的教养方式，"父母威严而有慈，则子女畏慎而生孝矣"，如果"慈而不训，失尊之义；训而不慈，害亲之理。慈训曲全，尊亲斯备"。也就是说，如果父母只讲慈爱而不严加训教，便失去作为尊长的大义；只严加训教而不慈善，则伤害了骨肉相亲相爱之理。只有慈严结合，才具备了大义和亲情。正是在这种思想基础上，我国古代家庭教养方式呈现出父母之间教养方式的功能性分工，父亲偏重于"教"的内容，所以说"养不教，父之过"，父亲的态度要偏于严厉；而母亲偏重于"养"的内容，即表现出慈的方面。"严父慈母"是我国古代家庭的基本教养方式。但由于我国古代父亲在家庭中的绝对统治地位，父亲的教养方式往往占据着统治地位，父亲的这种严的方式演变成了一种对孩子的专制。这可以从《红楼梦》中得到反映，在《红楼梦》中，贾政一见到贾宝玉就是训斥，而宝玉在贾

政面前总是战战兢兢，不敢越雷池半步。

美国心理学家鲍姆瑞德较早地注意到了教养方式与儿童发展的关系。她认为，父母的教养方式分为专制型、权威型、放任型三种基本类型。

第一种教养方式是专制型。这种类型的父母要求孩子绝对服从自己的意见，"我养大了你，你就得听我的"，这是专制型父母的基本信条。在专制型家庭里，孩子的自由很有限，因为父母希望孩子的所有行为都受到保护和监督。他们希望孩子按照自己为孩子设计的发展蓝图去成长。他们与孩子之间的关系是不平等的，是一种"大人"和"小孩"的关系，是"管"与"被管"的关系。因此，相对来说，他们之间的沟通是不好的，而且这样的父母尽管是好的，他们对孩子是"恨铁不成钢"，但他们却往往不能向孩子提供切实有效的帮助。

第二种教养方式是放任型。与专制型父母相对应，放任型父母过于溺爱自己的孩子，他们给孩子最大的行动自由，把尊重孩子的个人意愿放在首位，甚至采取了"听之任之"的态度。放任型父母和孩子之间也有较好的沟通和交流，在孩子需要帮助时，他们愿意提供帮助，但他们一般不会主动地帮助孩子克服困难。有人把一切尊重孩子的意愿看成是民主的教养方式，这实际上是一种误解，民主并不意味着一切顺从孩子的要求，而是既了解孩子的想法，尊重孩子的需要，同时又给孩子提出明确的要求，因此民主的教养方式更适合于第三种教养方式，即权威型教养方式。

第三种教养方式是权威型。这种教养方式是介于专制型与放任型之间的教养方式，权威型教养方式在尊重孩子的意见和对孩子提出要求之间的关系方面处理得更为平衡。权威型父母认为自己在孩子心目中应该是有权威的，但这种权威来自于他

们与孩子经常的交流，来自于父母对孩子的理解和尊重，以及对孩子的切实帮助。这种父母对孩子要求严格，能够随时根据孩子的情况提出非常具体的要求，并且帮助孩子努力达到目标。另一方面，他们也允许孩子发表自己的意见，善于吸纳孩子的合理意见，他们与孩子有着良好的沟通。

在鲍姆瑞德的研究基础上，后来有研究者又增加了另一种教养方式——忽视型教养方式。忽视型的父母对子女的情感和需要是忽视的，他们并未深入到孩子的生活中，对孩子的情况不闻不问。忽视型父母并不是不爱自己的孩子，他们或忙于自己的工作，或没有能力关注孩子的需要，或过于疏忽，在他们忙碌于其他的事务的时候，也许遗忘的正是他们最为重要的对孩子的关心和教育。

当然，父母的教养方式并不仅仅只有以上典型的四种类型，事实上，在日常生活中，父母的教养方式往往是混合的、复杂的，但是有了这几种基本的教养方式的类型划分以后，我们可以以这种划分为一个基本的框架，来探讨教养方式与孩子发展之间的相互关系，从一个新的角度来看待父母和孩子的关系，进而探讨养育孩子的有效途径。

父母教养方式对孩子发展的影响

根据鲍姆瑞德对教养方式的研究，后来的研究者们更为细致地探讨了父母教养方式与孩子行为之间的相互关系。他们把父母对孩子的态度分为两个向度：第一个向度为疼爱与厌恶或接受与拒斥。在这个向度上，正的一端是父母的疼爱、接受、认许、了解，以子女为中心，对子女讲理及解释疑难，多用赞

誉与奖励，少用责骂与体罚等行为特征。在负的一端，则包括厌恶、拒斥、专横、不讲理，不了解子女，不尊重子女，经常责骂与痛打子女等相反的行为特征。另一个向度为自主与管束或纵容与限制。这个向度的正的一端，指父母尽可能容许子女的行为自主，或予以纵容，任其自作决定，自行负责。负的一端，则指对子女的行为诸多限制，要求严格，坚持子女须做到整齐、清洁、服从、孝顺、礼仪、敬长，尊重权威与传统，不许骂人和打人，凡事必须征求父母意见，不可自作主张，径自行动。

根据这两个不同的向度，可以组合成以下八种不同的方式，每一种组合方式对孩子的影响是不一样的。

第一种组合的父母对子女过分保护或照顾（偏向权威型）；有可能导致孩子内向，自我中心，依赖性重，缺乏独立与自主性，有时会觉得父母照顾太多而感到不满。

第二种组合的父母对子女过分纵容或溺爱（纵容或放任型），可能导致孩子不能面对挫折与挑战，对社会感到适应困难，对父母不敬，反抗权威，行为较易越轨。

第三种组合的父母对子女厌恶或拒斥（偏向专制型），可能导致子女难以建立自尊心与自信心，难有良好的人际关系，学业发生困难，甚至出现神经质反应、心理性生理疾病及犯罪行为；对父母怀恨，反抗权威，对人易生敌意。

第四种组合的父母对子女诸多限制或管束（专制和权威），容易导致子女呆滞行为：在社会行为、好奇心、创造性、主动性、灵活性等方面均受禁止或压抑而流于呆滞，难获自然发展。

第五种组合的父母厌恶子女，且多限制（偏向专制型），容易导致子女将愤怒情绪及其他行为抑制或内心化，好幻想，

不满现实，甚至引起神经质反应或精神失常。

第六种组合的父母厌恶子女，但予以放纵（偏向放任或忽视型），容易导致子女将不满情绪形之于外或见诸行动，反抗父母及权威，甚至引起犯罪行为。

第七种组合的父母疼爱子女，但多限制（偏向权威型），容易导致子女服贴、顺从、严肃、有礼、懦弱；缺乏进取性、竞争性、独立性、支配性及创造性；有时潜意识具有敌意，不自觉地怀恨父母及他人。

第八种组合的父母疼爱子女，并使子女自主（民主型或恩威型），会使子女形成以下性格和行为习惯：活泼、外向、亲切、独立、自信、大胆，敢于表达；具创造性、幽默感与安全感，较不服从、较不礼貌；有时较具反叛性，但可理喻与驾驭，对人不怀恨，无积压之怒气及深藏之敌意。

从以上分析情况来看，第八种组合是最值得推广的家庭教养方式，这种教养方式以民主与讨论的方式教养子女，恩威并用，疼爱而不溺爱或过分保护，理喻、坚定而不专横，以说服的方式行使父母的权威，并依子女年龄逐步予以自主与独立的机会，与鲍姆瑞德的权威型教养方式是比较接近的。鲍姆瑞德曾经比较了三种不同家庭的孩子在学校的表现，她发现，权威型父母教育出来的孩子，在学校学习成绩最好，而且品德也最好，出现的问题行为最少。而专制型和放任型父母的子女学习成绩较差，问题行为较多。

从中国传统的家庭教养方式的分析来看，由于受传统文化的影响，我国家庭教养方式大多是专制型的。有研究者曾经研究过生活在美国的中国大陆和台湾移民家庭的教养类型和子女在学校的表现，发现如果按照鲍姆瑞德的分类标准，那么多数中国移民家庭的教养方式是专制型的，他们孩子的学习成绩并

不差，往往高过白人和黑人孩子，但是他们在其他方面容易出现问题，比如他们交往技能较差，人缘不太好，经常被白人和黑人欺负，喜欢和亚裔学生扎堆等。到他们长大以后，尽管他们的业务能力并不比白人差，但是担任总经理、总裁以及部门经理和研究项目主持人的，却大多都是欧裔美国人。华裔美国人容易在自己的技术领域形成专长，但却很少支配别人，也很少支配自己创造出的产品。这种情况也许和华裔美国人家庭教养方式存在着很大的关系。

如何教育自己的孩子

尽管中国古代家庭教育理论讲究恩威并重、慈严相济，但在一些父母的心目中，依然信奉"棍棒底下出孝子"，采取专制型的方式对待孩子的教育。改革开放以后，由于独生子女政策的实施，绝大多数家庭都是一对夫妇只有一个孩子，不少父母又对孩子采取了过于放任和溺爱的态度，那么如何在宽与严、爱与管之间实现平衡，确实是家庭教育中值得思考的问题。

孩子从出生到长大成人，有很长一段时间都必须依赖父母才能生活，父母的日常言行以及与孩子交流沟通的方式时时影响着孩子，父母有很多的手段来与孩子斗智斗勇，来培养和塑造孩子的性格和行为。有研究者对父母对孩子施加影响的方式进行了分析，把父母影响孩子的方式分成了三种：

一是爱的回收，也就是在孩子做错事之后收回对他的关注、爱或赞许，用一句父母经常说的话就是："你再不听话我就不理你了"，"你再不听话我就不喜欢你了"。父母这样的反

应就给孩子制造失去爱的焦虑，因为担心会失去父母的爱，孩子一般都会收敛自己的行为。

二是权威命令，也就是使用强制权力控制孩子的行为（例如强制性命令、身体惩罚、打屁股和回收好处等），父母会经常发出这样威胁，"你再不听话，我就要打你了"，"再不听话，我就要关你的禁闭"等。这样做可能使孩子由于惧怕而服从，但也有可能引起害怕、生气或怨恨。

三是引导，也就是通过讲明道理来帮助和引导孩子，通过强调一种行为对他人产生的影响解释为什么一种行为是错误的、是应该改正的，向孩子建议怎样才能弥补自己行为造成的伤害。这种方式既指出了孩子的错误，又指出了错误的原因，同时也指明了孩子努力的方向，很好地体现了权威型教养方式的特点。

按照大多数人的理解，似乎采取权威命令的教育方式是最有效的，但实际结果则不然，有研究者经过广泛研究发现，对于绝大多数孩子来说，最有效的教养策略是引导的方式，其次是权威命令的方式，而最无效的或孩子最容易产生反感的是爱的回收的方式。采取体罚的方式或权威命令的方式，虽然使孩子肉体上受到损害，但他们尚可以忍受，而爱的回收的惩罚则是心理的惩罚，对孩子的心理伤害最大。那么，为什么说引导是最为有效的？研究者也提出了一些理由：

（1）它为孩子提供了好的行为的标准（或理由），孩子能够使用这些标准或理由评价他们自己的行为。

（2）这种教养方式有助于孩子同情他人，而且能够与父母谈论自豪、自责和羞愧这类问题。而这类道德情感是不容易和那些由于爱的回收而产生不安全感的孩子，及那些由于父母权威命令的教养方式而生气、怨恨的孩子进行讨论的。

（3）使用引导式教养方式的父母可能会向孩子解释在面对违反行为规则的诱惑时本该怎么做，为弥补自己的过失目前能够做些什么。因此，引导是儿童社会化的一种有效方法，因为它唤起了人们对良好的态度和行为的注意，有助于孩子将这几个方面整合起来。

当然，在现实生活中，面对多姿多彩的儿童行为，采取引导的方式是十分困难的，几乎没有哪个父母完全利用引导、爱的回收和权威命令式中的某一种教养方式。被归为"引导型"的父母在多数时候使用引导法教育孩子，但是当孩子根本听不进他们的引导或违规行为再次出现时，他们也会采用惩罚措施。但不论如何，在与孩子的交流和沟通的过程中，注意倾听孩子的需要，对孩子提出的要求采取理性的态度，对孩子进行适当的引导，都是一种合理的策略。父母切忌情绪化处理孩子的要求，或对孩子发出互相矛盾的信息，这样尽管孩子一时没有表现出明显的问题行为，或表面上顺从了父母的要求，但却把祸根留在了今后的发展之中。

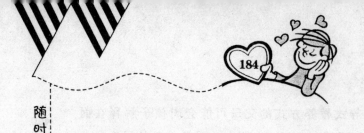
3. 什么样的学校是学习的"乐园"？

"如果有两类大学，其中一类不为学生提供住宿，也不督察学生的学习情况，只要学生通过一系列课程的考试就可以授予学位；另一类大学既没有教授，也根本不安排考试，而只是把一大群年轻人召集到一起生活三四年，然后把他们送出校门，像人们所说牛津大学约60年所做的那样。如果有人问我，这两者中哪一种方法更有利于才智训练……哪一条道路造就出来的人更能适应现世的职责，造就出更好的公职人员、通晓世情的人以及名垂青史的人，那么，先生们，我要向各位声明，我将毫不犹豫地优先考虑那种既无教授也不考试的大学，它比那种迫使学生了解天底下每一门学科的大学强。"

这是英国红衣主教纽曼对理想大学的构想。纽曼是19世纪英国维多利亚时代著名神学家、教育家、文学家和语言学家，曾担任过牛津大学的指导教师及传道士。1851年，纽曼应邀出任新创办的都柏林天主教大学校长，为了宣传这所新创办的大学，纽曼充分利用其演讲才能在全国各地各种场合作了一系列的演讲。这些演讲后经整理，再加上他在其他场合的有关大学教育的演讲，合成《大学的理想》一书，它一直导引着人们对理想的大学的无限遐思。

那么，什么样的学校才是真正最适合于学生发展的学校？什么样的学校才是孩子们成长的"乐园"呢？我们还是先来看一看传统的学校。

传统的学校

我们现在所称的学校是近代按照西方的办学模式建立起来的一种教学制度，它和古代中国人所理解的学校是完全不一样的。据南怀瑾先生回忆，在西方教育制度还没有引进中国之前，我们传统的中国人，一般6岁入学，开始读书识字，进入家塾学习。家塾是同村或同姓的人凑足人数和财力，专请一位老师设立一个"蒙馆"，把同龄的孩子集中在一起读书写字的地方。所学的内容主要是《论语》、《孟子》、《中庸》、《大学》、《幼学琼林》、《千家诗》、《唐诗三百首》等，所采取的方法主要是背诵这些经典，老师作一些引导或注解，这个过程有腔有调，合板合拍，像唱歌一样。于是，凡是有学校的地方，总是会传出朗朗的读书之声，形成古代中国特有的文化景观。"家塾"读书受教育，时间并不太久，聪明一点的，大约读了八九年书以后，"四书"全熟了，应试的八股文也学会了，就可以准备应付乡试考"秀才"。所以古人所说的"十年寒窗无人问"，就是在这个时期。考取了秀才再准备考"举人"，这时已经到了青年时代了。从"举人"再进而考取"进士"的，大多数都是三四十多岁了。所以，即使在现代，也还有不少老先生把小学毕业的学生当做"秀才"，中学生当做"举人"，大学生看做"进士"，至于博士就相当于点了"翰林"了。当然，为了考举人、进士，学生也可以进入专门为

了研修古代经典著作或备考而设立的"书院"，书院的学习主要采取自学的方式，由学生自学，不懂之处请老师指导。以上比较简单地勾勒了我国古代学校的基本状况。

由于教育制度并不发达，我国古代学校并没有采取现在以班级为单位教育的方式进行学校教育，而是采取师傅带徒弟的个体方式进行。尽管同龄的学生在一起读相同的书，但当时的家塾并没有把不同年龄段的学生分成不同的年级，规定不同的学习进度，针对不同程度的学生教授不同的教育内容，而是采取老师针对不同程度的学生进行统一的笼统的教育。这样，发展到后来，就出现了同一个课堂，不同年龄、不同程度的学生学习不同课本的复杂局面。南怀瑾先生曾用一首诗描述了这种混乱的局面："一阵乌鸦噪晚风，诸生齐放好喉咙，赵钱孙李周吴郑(《百家姓》)，天地玄黄宇宙洪(《千家诗》)，《三字经》完翻《鉴略》(《通监史略》)，《千家诗》毕念《神童》(《神童诗》)，其中有个聪明者，一日三行读《大》(《大学》)《中》(《中庸》)。"当然，在我国古代，也有一些家塾教师曾尝试过采取分班，按照一定进度进行教育的方式，但这种努力和尝试并没有得到大范围推广。因此，我国古代教育从总体发展水平来看是不高的，比如像孔子这样伟大的教育家，一生中直接受过他教育的也只有70多人，和他接触最密切的只有十多人，《史记》所称孔子弟子三千，那反映的是"孔门"弟子，这些人大多只是间或听过孔子的几次讲课，或认同孔子的学说。孔子虽然把"儒"由一个为人养生送死的职业，变成一个凭借道德文章立身于社会的君子，使学在官府变成学在民间，但由于经济发展和各方面的制约，这种理念只是一种教育的理想罢了。

近代的学校

我国近代学校是根据近代西方教育理念，借鉴西方教育体制而建立起来的学校。同我国古代社会一样，尽管古希腊出现过像阿卡德米学院这样拥有2 000多人一起共同学习的学校，但当时学校的教育方式也主要是采取学生自我学习、研究，类似于我国的书院，并没有建立起学校教育制度，因此受教育的人数和内容是十分有限的。

随着近代产业的发展，新兴的资产阶级打着尊重人格与人人平等，要求人类自由、解放和社会民主化的旗号，开展了轰轰烈烈的启蒙运动即文艺复兴运动。在教育方面，也提出了教育从少数人的特权中解放出来，面向一般民众，普及、提高全体民众的文化知识水平的问题。这样，就提出了一个问题，如何用尽可能少的教师教授尽可能多的学生？在这种思想的影响下，一批教育学者开始探讨如何教的方法。捷克教育家夸美纽斯认为，师傅带徒弟的方式影响学生的面是非常有限的，一个教师应该教授更多的学生，因此他提出了按照班集体组织学生的教育制度，他认为采取班集体授课有以下一些优点：（1）把相同或相近年龄、知识程度的学生编为班级，使他们成为一个集体，可以相互促进提高；（2）教师按固定的时间表同时对几十名学生进行教学，扩大了教育对象，提高了工作效率；（3）在教学内容和教学时间方面有统一的规定和要求，使教学有计划有组织地进行，有利于提高教育质量和发展教育事业；（4）各门学科课程轮流交替上课，既能扩大学生知识领

域，又可以提高学习兴趣和效果，减轻学习疲劳。正是在这样一种思想的影响下，西方学校建立起了一种高效率的促进学生发展和普及教育的学校教育体制，这就形成近代学校的基础。

我国从 1902 年清政府颁布钦定学堂章程（也称"壬寅学制"），到 1904 年颁布奏定学堂章程（也称"癸卯学制"），开始建立起现代学校教育体制，再到中华人民共和国成立，中央人民政府颁布《关于改革学制的决定》，直到《中华人民共和国教育法》以法律的形式对学制进行规范化制度化，虽经历时代变化，政权更迭，但始终保持着近代以来形成的学校教育制度。这种学校教育的特点是根据学生不同的年龄或发展水平分成不同的班级或年级，随着年龄的增长和知识水平的提高，学生不断从低年级向高年级攀升。为了确定学生升级的依据，学校一般采取考试的方式，而考试成绩的获取主要依据学生对教育科目知识学习掌握的程度。教师在整个学校处于主导的地位，教师指导和控制学生，要求学生掌握专业知识和技能，对学生有很高的期望值，通过对学生施加学习压力迫使学生学习，教师也主要关心学生的学习成绩和学业上的表现。而学生在这样的学校处于被动学习的地位，他们主要向老师和书本学习知识和技能，接受老师的指导。这种近代教育思想和学校办学的模式传到我国以后，由于我国人们思想中存在注重基本知识和基本技能学习的教育传统，因此，在引进和发展的过程中，教师的主导地位越来越突出，注重知识和技能培养而忽视学生发展的倾向越来越明显，以至于演变成目前学校教育中广泛存在的教育应试化或称应试教育的现象。

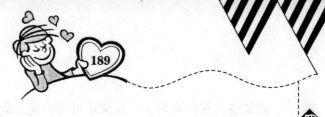

社会篇

现代的学校

　　近代的学校虽然有种种弊端，但是它在普及民众文化素质、开启民智、提高人民科学文化素质方面发挥着不可替代的作用，因此，尽管人们对近代学校多有抱怨，但也找不到更好的替代近代学校的好的教育模式。一些教育学家、思想家和教育实践先行者也主要是以近代学校为对立面，进行心目中理想教育模式的探讨。

　　关于现代学校理想模式的设计，其思想可以追溯到法国启蒙思想家卢梭。卢梭虽然没有结婚，没有小孩，也没有在正规学校任教，只是做过几年家庭教师，但却写下了对后世教育产生重要影响的教育论著《爱弥儿》。在这部著作中，卢梭借着他设计的一个理想的儿童爱弥儿的成长历程，设计了一系列的教育原则。比如当爱弥儿刚出生的时候，心智还不完善，主要进行运动和体育，等稍大以后开始进行智育，等到有思考和判别能力以后，再进行道德教育；在教育过程中不采取惩罚的方式，因为儿童会在生活中受到自然惩罚，比如他走路摔跤以后，就会小心；等等。总之按照儿童的成长规律和天性，让他自由地发展，更多地调动儿童的天性和成长的动力。在这些思想的引导下，在西方，一些学者开展了一场不大不小的"教育的心理化"运动。教育的心理化运动的目的，就是改变学校教育中以教师和教育内容为中心的教育方式，而转向以学生发展为中心，遵循学生的心理发展特点进行教育。教育的心理化运动虽然并没有改变近代教育的总体格局，但对西方学校教育还是形成了强烈冲击。至少在西方学校，儿童的课业负担得

到了很大程度的减少，儿童从沉重的课业负担中解脱出来。

　　美国著名教育家杜威曾经在美国发起过一场新教育的运动，杜威认为儿童的游戏、玩耍和手工制作等活动，探索、操作工具和材料，建造、表现欢乐情绪等先天的倾向，具有与学习学科知识同等的价值。如果这些本能所激起的种种练习是正规的学校课程的一部分，学生便能专心致志地学习，校内生活和校外生活之间人为的隔阂因之减少。因此，他主张"教育即生活"，"教育即经验改造"，"做中学"的观点，把游戏、玩耍、手工制做等活动纳入学校正规的课程计划，让学生在玩耍、游戏、制作工具中进行学习。杜威的这种教育思想在一些学校的试验中也取得了大的成功，按照杜威等人的思想建立起来的美国夏山学校，成为儿童学习的乐园，一时成为学校教育的样板。

　　认知建构主义的学校模式是按照皮亚杰的理论构建的学校。皮亚杰认为，儿童不是被动的个体，而是一个主动的学习者，儿童主动地建构着个人的观点。儿童对世界的建构方式主要采取同化和顺应两种方式，也就是凡是符合他以前的知识框架的知识内容，他就把这种知识纳入自己原有的知识框架内，而与他原有知识体系不同的内容，他就调整和改变自己原有的知识体系，用新的知识框架来吸纳这种知识，上述过程，前者称为同化，后者称为顺应。正是在同化和顺应的过程中，儿童的思维发生了变化。不同年龄的儿童的思维是不一样的，皮亚杰把儿童认知发展分为四个不同的发展阶段，他认为应遵循儿童思维发展阶段进行教育和引导。按照认知建构主义设计的学校，把学生看成是学习的主体，以学生为中心来设计教学，强调学生在学习过程中的积极性和主动性，鼓励学生通过对知识的探求来学习。认知建构主义的思想引起了学校教育的深刻变

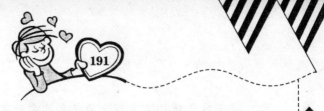

革。(图 4-1)

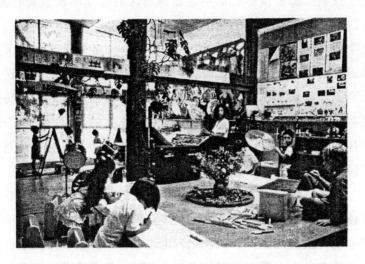

图 4-1　按照建构主义建设的学校，学生可以根据自己兴趣爱
　　　　好进行探索性学习

社会建构主义的学校模式是按照苏联著名心理学家维果茨基的理论建构的学校，维果茨基认为，学生在学习过程中，自己独立进行学习和在老师指导下进行学习所达到的水平之间存在着一定的差距，他把这个差距称为"最近发展区"，他认为这个差异就是教育所带来的发展，因此，熟练、有效的教育者同不熟练、无效的教育者对学生的影响的差别是非常大的。有效的教育者可以最大限度地促进学生的发展，而无效的教育者有可能阻碍学生的发展，甚至对学生的发展造成伤害。因而维果茨基十分重视社会文化和教育对个体的影响，按照社会建构主义建立起来的学校十分关注通过与他人合作以获得知识和理解能力，教师和学生是学习的伙伴，通过丰富多彩的活动或符号让学生获得丰富体验，根据学生各自发展特点进行适应性教

学。基于社会建构主义理念最著名的实验是在美国夏威夷以及位于亚利桑那和洛杉矶的纳瓦霍保留区的公立学校教育计划，在这些学校里，所有的学生都要参加一项以某一主题为核心的教学活动，称做"中心教学活动"。学生们每个学习日上午都要进行阅读能力的竞赛，课文的内容是经过仔细挑选的，适合儿童的理解水平，而且训练方法也符合儿童的思维方式。每堂课都是经过精心组织的，并且针对每个学生的学习方法进行适应性调整，使学生在一种宽松的环境中进行学习。这项计划在美国正受到越来越多的重视，并且正被广泛推广。

上述一些探索和试点虽然不能改变近代以来形成的学校教育体制，但给学校教育带来了一些新的、深刻的变化，使学校的呈现方式更加多样和人性化，也许在将来的某一天，学校整个结构会发生一系列深刻的变化，那时，学习活动将不再是一种外在的压力，而是儿童内在的需要，是儿童学习和成长的"乐园"。

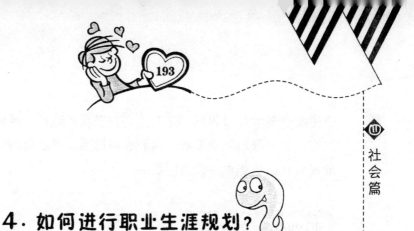

4. 如何进行职业生涯规划？

美国学者劳伦斯·彼德等在《彼德原理》一书中描述了一个十分有意思的现象。

在一个具有一定的等级和结构阶梯的科层组织内部，每个职员的发展都呈现出一种相似的发展轨迹，即随着一个人进入这个组织的时间增长，个人都会沿着科层组织的阶梯不断地得到提升，从一个能够胜任的职位升向另一个更高的能够胜任的职位，而在新职位上的胜任又使他们有资格再次提升。对于一个人，最后一次晋升都是从称职级升向不称职级。所以如果我们给定足够的时间，并假设科层组织中有足够的等级，那么每一位职员都要升到并停留在他不称职级上。彼德推论表明：总有一天，每个职位都会被不能履行它的职责的雇员所占据，而工作都是尚未达到不称职级的职员完成的。这就是现代社会病态升迁的缩影，彼德把这种现象称之为彼德原理，也是现代社会的"升官病"。彼德原理为我们描绘了一幅十分暗淡的职业前景。

幸运的是，我们不是在一个无穷的科层组织中，而是在一个层级的长度和持续时间有限的现实组织环境中，而我们的职

业生涯也是十分有限的，这就给人们提出了这样一项任务，如何在一个有限的职业发展空间和有限的职业发展时间之内合理地规划自己的职业生涯的问题。

职业生涯的发展

职业生涯是指个人从第一次进入职业领域到退休这一生命区间内个人在工作岗位上的发展历程。一般来说，个人从20岁左右进入职业领域，到60岁左右退出职业领域，这一阶段持续40年左右，它几乎占据了人的生命历程一半的光阴。如果我们加上青少年为职业发展作的准备阶段和许多老年人"退而不休"的时间，那么这一阶段的时间会更长。如何设计和规划人的职业生涯，确实是一个十分重要的课题。

职业生涯的发展尽管始于第一次从事某一职业领域，但在进入职业之前，个体有一个较长时间的准备阶段，并且随着人们希望进入的职业专业化程度越高，为职业发展进行的准备也就越长。一般来说，在进入职业之前，多数人对职业的选择会经历三个明显不同的发展时期：

一是职业的幻想期。许多孩子在2~3岁时就开始有了职业的幻想，比如说想当音乐家、画家、幼儿园教师等，但这些对职业的幻想并不稳定，在他们的成长过程中还会不断地根据自己当时的兴趣和思维水平，不断地变换自己的职业理想。比如说当他们成长到小学阶段，他们也许会选择科学家、作家、影视明星等，这种对职业的幻想只是说明他们意识到自己将来终究会投入到某一职业领域，并不是一种真正的职业意向。

二是职业的尝试期。这个阶段人们对自己将来想做的事情

有了一些现实的想法，但还很不具体。大约从 11 岁左右开始，青少年开始把今后的职业和自己所面临的任务结合起来，根据自己的兴趣爱好、职业的任务与个人的能力和职业的社会评价等来选择自己的职业理想。这个时期的职业理想依然是不稳定的，常常一会是这个主意，一会又是另一个主意，表明个体对自我的认识还不太稳定，处于不断的变化调整过程之中。研究者把这一时期分成了几个阶段，比如 11～12 岁的时候是兴趣为主导的阶段，他们在考虑职业时，个人兴趣占据优势；13～14 岁时为能力主导阶段，他们在考虑职业时更多地认识自己的能力与职业的关系；15～17 岁时是职业价值为主导的阶段，其考虑的主要因素是对职业的社会价值进行评价，并把自己的兴趣、能力和职业价值结合起来。

三是现实阶段。即开始面临着具体的职业选择任务。如果中学毕业后没有进入大学，那么选择的范围就会受到一定的限制，只能在有限的职业范围内谋求个人的发展和挣钱的机会；如果进入大学阶段，其选择职业的范围相对宽泛一些，个人也有了一定的选择职业的自主性。尽管职业选择，特别是选择一个合适的职业对于个人来讲并非容易的事，但从受教育程度与职业选择的关系来看，受教育程度与职业选择度之间还是存在着正向关系。没有受过高等教育的人与受过高等教育的人同样都会遇到职业选择上的苦恼，但他们苦恼的性质和层次是不一样的。没有受过高等教育的人遇到的更多的是可供选择的职业少的苦恼，而受过高等教育的人遇到的可能是选择机会太多难以选择的苦恼。

真正职业生涯开始于第一次选择一个职业。刚进入一个新的职业，对于每一个人来说都是一件十分新奇的事情，特别是当一个人通过自己劳动领到第一份工资的时候，会由衷地感受

到自立，通过自己劳动换来报酬的喜悦。职业初始阶段的主要任务是建立职业关系，开始学习一些从事职业的基本技能，熟悉自己所在单位的工作环境和人际关系，了解职业的工作方式和工作程序以及实现个人的社会化。俗话说，好的开端等于成功的一半，对于职业发展来说，好的开端也是非常重要的，它决定了一个人刚开始进入一个职业的起点。如果最初的职业关系没有很好地建立起来，会影响到以后在这个职业领域的发展空间和发展流向。职业初始阶段一般会持续 1～2 年的时间，等到自己某一职业所需要的基本技能和业务相对比较熟悉，对职业的现状和前景相对比较明确，对职业的人际关系和发展空间相对比较了解以后，个人职业生涯发展会进入到一个职业生涯发展的黄金时期。这是一个人迅速成长和发展的时期，个人的职业技能不断地得到发展和提高，工作业绩不断提升，个人的心态也处于一种不断发展进步的时期，并且可以明显感受到自己的进步，从小的业绩到大的业绩，从比较低的职级到比较高的职级，每几年都会有一些小的进步和收获，个人的人生发展可以说是春风得意，一帆风顺。但是，好景不长，经过一段时间的迅速发展后，个人会隐隐约约感受到一些变化，也就是自己在某一方面的发展并不太顺利了，经常会遇到一些挫折和不如意，当然这些都还暂时不会打击自己的自信心，自己还会相信自己有很好的发展空间。可是，不顺利的事情接踵而来，有时甚至是屋漏偏逢连阴雨，事事不顺。个人会感到想超越以前的成绩，取得更好的发展十分困难。这就进入了职业发展的危机阶段。这个阶段也是个人生命发展的危机阶段，个人的心态会发生一个很大的转变，即由积极向外辐射，寻求功名利禄，开拓事业发展的心态，转向保持内心的稳定和平和的阶段。对于很多人来说，这确实是一个危机的阶段，也是一个个

体的提升和升华的阶段。如果一个人能够坚定自己的目标，不断克服成长过程中的危机，那么他的职业发展就会顺利进入到下一个阶段，即职业发展的稳定期。稳定期的发展虽然不像第一个黄金阶段那么辉煌，但职业的发展无论是从广度还是深度都要比第一次黄金发展阶段要更加宽阔和深入，因此有人把它称为职业发展的第二次黄金阶段。这是一个职业的内涵式的发展阶段，也是一个不断达到事业发展高峰的阶段。然而，不管一个人的职业生涯多么辉煌，总有从职业岗位退出的时候，到达一定的年龄以后，任何一个人都自然而然地要考虑到退休的问题，这样，就进入到职业生涯发展的最后一个阶段，即职业发展的退撤期，个体要开始为今后的退休作一些准备，为自己的职业生涯画上一个完满的句号。

有研究者把职业生涯的发展用年龄作了标记，职业生涯的发展可以划分成以下 6 个阶段：（1）职业生涯的准备阶段（18 岁以前）；（2）职业关系建立时期（18~28 岁）；（3）职业发展的黄金时期（28~38 岁）；（4）职业发展的危机时期（38~43 岁）；（5）职业发展的稳定期（43~55 岁）；（6）职业发展的退撤期（55~60 岁）；大致勾勒出个体一生职业发展的基本轨迹。

职业生涯发展的几个关键点

在职业生涯发展过程中，有几个关键点对于个人的职业发展是至关重要的，把握和处理好这几个关键点，不仅有助于职业生涯的顺利发展，而且有助于提升职业发展的空间，更好地实现自己的价值。

　　职业生涯发展的第一个关键点是职业的选择。职业选择虽然不是真正意义的职业发展的开始，但对职业发展至关重要。职业选择不仅决定了个人职业发展的性质和方向，也决定了个人职业发展的空间。由于现代社会分工，每一个人都不得不选择一定的岗位以安身立命。每一个人的工作岗位又决定了个人的职业发展的前途、个人的人生视野和人生境遇。因此，职业选择在职业生涯发展过程中起着重要作用。一个缺乏发展空间，内部人员流动比较缓慢，职业地点相对比较封闭偏僻的职业岗位，自然会限制个人职业的发展空间，而高起点的职业发展平台自然为个人职业生涯发展提供了良好的机会。

　　职业生涯发展的第二个关键点是职业关系建立时期，也就是职业初始阶段。当一个人从一个学生身份第一次进入到一个新的职业领域时，他最初几年的表现，在很大程度决定了这个人今后的职业发展前景。在职业的初始阶段，个人首先面临的是关系的建立，必须清楚地了解什么是自己预计要做的；必须学习与同事们相处，甚至是与那些不友好的和存在竞争的同事相处；必须学会如何回应权威，包括何时该顺从、何时该抱怨，以及如何维护自己的立场和保护自己的利益；必须了解谁能为自己做什么，也就是说，必须解读真正的权利和服务的关系，这些关系并不总是与官员的头衔相一致，这需要一定时间的社会积累。职业初始期意味着个体自我同一性的真正连接，在个体发展历程中，自我同一性的形成是以职业社会化的完成来实现的，个体职业社会化的形成，标志着自我同一性的初步完成。同一性是指客观外界的我与主观内在的我的同一的过程，即一个人主观的我和客观的我相一致的过程。职业的初始阶段还需要完成一些对自己今后十分重要的人生任务，即熟悉掌握本领域的技术，形成一个明确的发展目标和方向，找到一

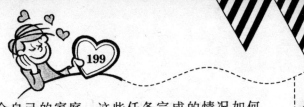

个导师，建立和组合自己的家庭。这些任务完成的情况如何，直接奠定了今后工作的基础。

第三个关键点是职业发展的高原阶段，也就是职业发展的危机阶段。个体职业发展到一定的时期以后，会出现一种要想继续发展十分困难的心理高原现象。所谓心理高原是指在复杂技能形成的过程中，在练习后期的一定阶段出现成绩暂时停顿现象，也是个体发展的一种停滞的时期。美国心理学家列文森认为，并不是每一个人在中年期都会遇到危机，很多人生活美满，事业成功，没有特别的问题。真正的危机有以下几种模式：第一种是少数人在这一时期会经历下滑。产生这类问题说明你所选择的工作或生活方式实际上行不通。第二种是一些人虽然取得了物质上的成功，但感觉自己所做的事情没有意义。第三种模式是一些人发现自己的生活有严重缺陷，他们果断放弃后重新打鼓另开张，一般要花 8～10 年重建生活基业。心理高原现象对于任何人的人生发展来说，都是有可能出现的正常现象，它是个体在发展过程中的一种模式转换。出现心理高原现象并不意味着个体没有发展，而是处于另一种发展模式前暂时的积聚能量的阶段，因此，对于任何人来说，这既是不断提升自己的机会，同时，也是一种巨大的人生挑战，如果不能处理好心理高原现象，就很容易导致对职业的倦怠心理，从而重新设计自己的职业发展。比如有的人选择放弃向前发展，认为升迁不成，就对工作不再多投入，转向家庭；有的人转向自己的业余爱好，在自己业余爱好范围内获得尊重；有的转向人际关系、同事关系的和谐，关心他人取向；还有的选择跳槽，转入另外行业，等等。

第四个关键点是职业发展的退撤期，也就是为退休做准备的时期。这一阶段由于自己职业生涯即将结束，不少人会退居

二线或者马上要退居二线，从领导和重要的岗位退离下来，正是这种时间的紧迫感和心理的失落感会使得一些人发生一些微妙的心理变化，觉得自己辛苦地工作了一辈子，并没有捞到什么好处，于是就存在着在岗时好好"捞一把"的心理，这就是领导干部中所谓"59"、"69"现象的心理基础。因此，即将退休的群体，也面临着职业发展的风险。

职业生涯的设计与规划

职业生涯发展如此漫长，而职业发展过程中又存在着如此众多的风险，要求我们每一个人都要提高自己的职业设计和规划意识，合理地规划和设计自己的职业生涯。职业生涯设计和规划是指个体根据自己的兴趣爱好、能力和职业价值观，不断地提高自己的职业能力，使个体能够更好地适应职业生活，更好地发挥自己的聪明才智，为社会作出有益的贡献，进而实现自己人生价值的过程。

首先，提高职业生涯规划的意识。职业生涯规划不仅存在于职业的选择与就业过程中，存在于职业发展优化与心理调适过程中，而且也存在于职业岗位的维持与退休过程之中，可以说存在于职业发展的每一个阶段和每一个环节，因此，应对整个一生的职业生涯作精心设计与规划。个体有明确的职业意识和明确的职业方向应是职业设计的起点，而创造职业的最后一个音符才是职业生涯的终点，可以说，生命不息，职业生涯的设计不能停止，这就要求我们对人生发展的每一个阶段、每一个环节作出合理规划，避免发展的盲目性。

其次，科学设计职业发展目标。一般来说，一个人在一定

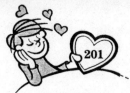

组织结构内的发展受两个层面的影响：一是持续的长度，也就是某一组织连续提供给个体移动的职位数量。将这些职位严格地限制，其范围有可能近乎零的流动，或无限制地开放所有职位给予员工流动，因而形成不同组织内之职业生涯发展机会的差异。二是指这连续职位的顶端，亦即相类似职位最高可达到的位置。这两个概念不仅让组织成员了解可发展的目标，而且也指出相关职位于组织科层的发展机会。某一职业岗位最高层次岗位的多少和流动时间的长短决定了个体在这个职业发展的空间和可能。

再次，注意职业心理的调适。在个体职业发展过程中，既有春风得意的上升期，也会有发展停滞的高原期，还有可能会出现职业的倦怠期，因此关键在于自我心理调适。一般来说，如果出现了职业的倦怠心理，说明自己原来的工作模式或专业模式已经不能容纳新的职业要求，个体需要充实和提高，需要接受新的理论和方法，注入新的工作理念；说明身心机能处于某种疲乏的状态，需要一段时期的集中休养和调整；说明生活的目标需要调整，降低目标价值带来的焦虑；说明也许提供了选择转行的机会，这个时期人们可能会更多地思考，自己是否适合在这样的岗位继续发展，也许会带来新的机会。因此，要善于不断根据自己的情况，不断调适自己。

最后，要树立积极的职业价值观念。职业发展虽然在人生发展过程中十分重要，但它并不是人生发展的全部，要合理地定位职业和人生的关系。在美国职业发展领域有一个非常有名的比喻，就是"在大池塘里的小鱼和小池塘里的大鱼"，有的鱼虽然在一个大的池塘，但大池塘大鱼太多，自己只是一条小鱼；如果在一个小的池塘，自己就成了一条大鱼。关键在于自己对职业的理解。不管是小鱼还是大鱼，只要自己感到自在，

就是一条快乐的鱼。也许只有在这个时候，人们才能真正摆脱彼德原理给人们勾勒的职业发展的暗淡的图画，创造出一幅更加明快的职业生涯发展前景。

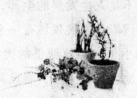

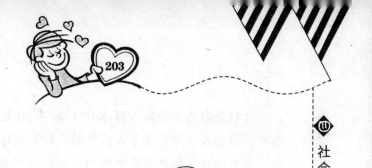

5. 如何安享老年生活？

进入到老年期以后，随着年龄的增长，个体的人格会发生一些变化，老年人的人格有以下这些典型特征：

担心经济状况。

担心健康状况。

感到无所希求，寂寞孤独。

多疑。

兴趣狭窄。

记忆减退。

思想僵化。

多话，尤喜欢谈论过去。

喜欢收藏，通常收集一些琐碎的东西。

感到身体功能不足，导致不安全和焦虑感。

自罪感，易激怒。

性活动减少，但对性的兴趣增加，尤其是男性有这种表现。

不整齐，不清洁。

保守。

对条件的改变不能适应。

社会联系和社交减少。

　　这是著名心理学家卡特尔在 1950 年给老年人勾勒的一幅图案，也是社会上对老年人所持的一种刻板印象。那么，老年期真的是这样一幅暗淡的图案吗？到底如何看待老年期和对待老年人？老年人如何颐养天年，度过生命的最后一个阶段呢？

老年是指什么

　　发展心理学所指的老年期是指个体从退休到生命结束的这一段时期。这一阶段大约从 61 岁开始，直至人生的终结。由于现代科学技术发展和物质生活水平的提高，人类的寿命有不断延长的发展态势，如果一个人能够活到生命的自然极限年龄 120 岁左右，那么老年期将持续 60 年左右。根据目前人们普遍平均寿命的情况，大多数人将活到 90 岁左右，这样，老年期也将持续 30 年左右。因此，有人认为，老年期实际上是所有人生发展阶段中持续时间最长的阶段，并把老年期划分为年轻的老龄（65～74 岁）、年老的老龄（75～84 岁）和老老龄（85 岁以上）等不同的发展阶段。

　　个体进入老年期后，生理机能会发生一些变化，比如出现老花眼、行动减慢、头发变白或掉发、皱纹增加等，这些都是正常老化的一些标记，与疾病和环境等因素并没有多大关系。研究表明，进入老年期以后，人的感觉器官的衰退十分明显。从视觉来看，由于视觉器官功能下降，眼睛晶状体弹性变小，视调节能力下降，老年视力明显降低，"老花眼"是最明显的视力减退症状，并且出现白内障、黄斑病和青光眼等疾病的可能性也日益增高。从听觉来看，一般而言，人的年龄超过 50 岁，听力就有所下降，50～59 岁被视为中国人听力老化的转

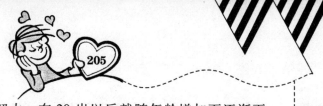

折期。言语听觉理解力，在 20 岁以后就随年龄增加而逐渐下降，70 岁以后下降得尤为明显。从味觉、嗅觉、皮肤感觉的情况来看，一超过 50 岁，人的味觉刺激阈便增大，味觉多样性随年龄增长而减退；60 岁以后嗅觉辨别能力减退明显，70 岁嗅觉急剧衰退。从记忆能力来看，成人记忆从 50 岁开始有明显减退，70 岁以后减退更显著，过了 80 岁，记忆减退尤其迅速。老年人记忆衰退主要表现在长时记忆能力减退、回忆和再认能力的减退等方面。从情感和社会性方面来看，进入到老年期以后，老年人的社会联系日益减少，他们比较喜欢和熟悉的人在一起，较少外出与他人联系。

正因为有上述一些生理表现，也由于社会上对老年人所持的传统的偏见，使得老年期被认为是一个衰老、失意、心情沮丧和牢骚满腹的时期。然而，现在有越来越多的研究逐渐颠覆了传统对于老年期的看法，以一种新的观念来看待老年及老化的问题，为老年期勾画了一幅积极明朗的生活图景。

老年期的新观念

其实，老年期的发展并不像人们想象得那么悲观，人是一个十分积极和具有很强调节能力的生物体，在人的老化过程中，个体通过非常多的方式进行着适应和调节，以便自己保持良好的功能。

首先，从生理机能的变化来看，人的衰老并不是进入老年期以后突然发生的，而是有一个衰老的过程。根据新的发展观念，人的衰老过程实际上从人出生的那一刻就开始了，它贯穿于一个人的生命发展的各个阶段，生命历程中任何时候的发展

都是获得与丧失、成长与衰退的整合，任何发展都是新适应能力的获得，同时也包含已有能力的丧失，只是其得与失的强度与速率随年龄变化而有所不同。从一个人的人生发展来看，在生命发展的早期，发育和发展占据着主导的地位，个体生理机能处于不断地成长和成熟的阶段，但在这个阶段中也包含着机能的衰退，比如我们在儿童早期经常使用左手，那么出现左利手的可能性就高，相反出现右利手的可能性就降低了。进入到老年期以后，生理机能的衰退占据着主导的地位，但是这个时期也会有发展。任何一种发展过程中都包含着衰退，同样，衰退中也包含有成长和发展的因素。所以从这个意义上来说，老化并不是一种单向的负性词汇，是无所谓好坏的，它是整个人一生持续的过程。人们之所以对生理老化感到可怕，可能是把正常老化与非正常老化混淆起来了。所谓非正常老化即指因各种生理和心理问题而引起的老化，随着年龄的增长，人的生理机能衰退，老年期的人容易出现一些生理和心理方面的疾病，许多老年人把老年疾病看成是正常老化过程，有时甚至延迟治疗，从而影响了老年人生活的质量，这是由于非正常老化所致，是由于疾病所致，应积极进行治疗，但它不是正常衰老，正常衰老不是一种疾病，它不需要治疗。

其次，从认知的发展来看，随着年龄的增长，个体感觉器官会发生一些衰退，这是客观自然的现象，它是否会导致认知功能的衰退呢？这是人们十分关心的话题。研究的焦点集中在记忆功能的改变和智力的变化。关于记忆问题，研究表明，进入到老年期以后，个体在机械记忆能力，特别是词汇的记忆方面，在记忆加工的速度和准确性方面确实有所下降，这是客观的事实。但是这并不是人们形成对老年人记忆下降印象的主要原因，事实上这种记忆能力下降的速度是非常缓慢的，并不十

分明显。而导致形成这种印象的主要原因可能是老年人容易高估他们日常生活中所经历的记忆问题。他们看起来比年轻的成年人更关注他们的记忆衰减，并且与年轻的成年人相比，他们对于轻微的健忘症会感到更加的焦虑。很多研究者认为，老年人所以出现记忆问题，主要是他们对于遗忘的焦虑，而不是他们的记忆力真的就没有以前好了。在许多记忆测验中，60 岁以上的人确实比 20 岁的人表现差。即使受过高等教育、拥有良好的智力技能，人们也会体验到记忆力的衰退。但是对于提取一般性知识和多年前发生的事件的个人信息，年龄的老化似乎不会降低老人在这方面的能力。

老年人的智力问题，早期的研究者应用测验去研究人的智力发展规律，发现在 20 岁以前是智力迅速发展的上升期，20 岁左右是智力的高峰期，成人以后开始下降，到老年期，随着年龄增长而衰退。但是越来越多的学者相信，人的智慧构成是多样的，人的智力不仅与年龄有关，而且与生活经历有关。卡特尔把前者称为流体智力，而把后者称为晶体智力。流体智力是随神经系统的成熟而提高的，如知觉速度、机械记忆、识别图形关系等都不怎么受教育与文化的影响。晶体智力是指通过掌握社会文化经验而获得的智力，如词汇概念、言语理解、常识等以记忆储存的信息为基础的能力。在青少年以前两种智力都随年龄增长而提高，在成人阶段，流体智力呈缓慢下降的趋势，而晶体智力则一直保持相对稳定，并随经验和知识的积累而呈上升趋势，到老年期亦然。而德国学者巴尔特茨把前一种智力称为认知机械，即反映认知的神经生理结构特征，它随生物进化而发展，主要以信息加工过程的速度和准确性为指标。后一种智力称为认知实用，即主要与知识体系的获得和文化的作用密切相关的智力，它多以语言知识、专业特长等为指标。

这两种智力在成年时期处于此消彼长的状态，在老年期虽然个体认知加工的速度和准确性下降了，但所获得的生活经验和背景知识会增长，因此老年人不仅没有因年老而迟钝，而是变得更明智，因为他们凭借自己的经验来做决定。

再次，从情感的发展来看，很多研究告诉人们，老年人的情绪状况可能是低落的，生活质量差，生活孤独。老年人的情绪活动变得更复杂，这与个人体验、认知方式的变化、生物性衰退是有关系的。但事实上，与年轻人相比，老年人的情感平和，情绪世界很少起伏，很平稳。这使得老年人虽然少有特别的高兴，但更知足，尤其是和朋友、家人关系积极良好时。有学者认为老年人对他们的社交圈变得更有选择性。老年人经常花很多时间与有回报关系的熟人在一起，因为他们更重视情感满足。这种理论认为老年人对生活中次要的人谨慎地退出与他们的社会联系，而保持或者加强与拥有愉快关系的亲密朋友和家庭成员的联系。这种选择缩小了社会交往，增强了积极的情绪体验并且减少了当个体衰老时的情感威胁。依照这个理论，老年人会有计划地梳理他们的社交圈，以便珍惜那些满足他们情感需要的伙伴。（图 4-2）

最后，从个体人格发展来看，进入到老年期以后，特别是进入到老老龄阶段，老年人人格的确会发生一些变化，但是老年人的一些基本人格依然保持着非常强的稳定性。有研究者对不同年龄阶段的人群，特别是老年人群进行过长达 10 年左右的纵向跟踪研究，结果发现老年人神经质（焦虑、敌意、冲动性等）、外向性（依恋、交际、活动等）和体验与接受的个性（审美、情感体验、价值观接受等）三个维度上的主要表现基本上都具有持续稳定性（其中只有体验和接受方面的稳定性较低）；活动性、反应能力、控制力和情绪这些较容易变

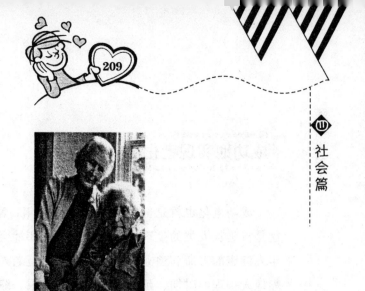

图 4-2　亲密的情感有助于延缓衰老

化的人格特征，也表现出基本稳定的倾向。这说明老年人人格的基本类型和基本特征不容易发生大的变化。根据美国著名心理学家埃里克森的观点，老年期也不是一个经常失意的时期，绝大多数老年人可以整合自己的人生经验，使自己显得更有智慧，对生活更为达观，当然这种智慧和达观，来自于对人生命中的成长危机的合理整合，否则的话，也会出现失望、无意义的价值感及抑郁的情况。因此，在我们日常生活中，我们既能看到生机勃勃、乐观豁达、智慧幽默的老人，也能见到心灰意冷、牢骚满腹、对生活感到绝望的老人。

　　基于上述对老年的分析，有研究者提出，目前人们对老年的看法过于消极，应找出一个中性的词来描述 60～100 岁的老人，然而，要找出这样一个概念实在困难，因为包含在这个年龄段的人的生活方式、健康状态、个人抱负的差异太大了。因而，关键在于人们对老年持有一个正确的态度，成功实现老化。

成功地实现老化

　　成功老化也就是健康老化，颐养天年，幸福地安度晚年。这是指延长人类的生理年龄、心理年龄和社会年龄，即延长老年人健康的寿命和独立生活的寿命，缩短老人伤残期与需要依赖他人护理的时期；延长参与社会的年限，缩短与社会隔绝及受歧视的年限，使老年人能保持与社会的整体性和社会竞争力，以达到健康的老年群体以及和谐、协调、宽松、友爱的代际关系。

　　多方面的研究表明，三个方面的因素是成功老化的基础：一是很少患疾病或出现与疾病相关的伤残；二是心理健康；三是积极参与生活。这三个基本因素存在着优先顺序。首先，没有疾病和伤残使得维持心理健康更容易；其次，保持身心健康使人们能够（但不保证一定能）积极地生活。只有在没有疾病和伤残的情况下，保持生理和心理健康，并持一种有意义的生活方式，即上述三个因素的共同作用，才能称得上最完整的成功老化观念。

　　除了上述三个基本的因素以外，树立一些基本的观念，科学处理老化过程中的一系列生理心理问题是十分必要的。具体来说，有以下几个方面：

　　一是树立毕生发展观念。毕生发展观是近30年以来西方心理学研究个体发展的一种新观点。他们认为人的一生都在不断地发展，发展是毕生的过程，发展贯穿于人的生命全过程，在发展中既有增长也有衰退，有些新特点、新形式是在发展过程中逐步出现并得到增强的；心理发展总是由生长和衰退两个

方面结合而成的；不同心理机能发展的形态和变化速率也有差异，发展较早者（如感知觉）减退也早，发展较迟者（如逻辑推理）衰退也晚。心理发展有很大的个体可塑性，即由生活条件和经验的变化，个体心理发展也会出现发展形式的变化；影响心理发展的因素有多种，其中主要有成熟（年龄阶段）、社会历史文化、非规范事件，及三者之间相互作用。年龄并非影响心理发展的惟一要素。根据这种发展观，人生发展的任何一个时期都是至关重要的。个体到了老年期以后，仍然有很大的发展空间，个体没有必要因年龄增长而悲观，要有一种一切都不太晚，一切都可以重新安排的积极观念。

二是科学调节日常生活。人的发展在各个不同时期，发展任务和方式是不一样的。在儿童期和青年期，个体发展的主要任务是成长，而步入成年中期和老年期后，维护和调节就取代了成长，成为了发展的中心，所以对于老年人而言，其目标不在于追求智力（如记忆力）或体能（如力量）等方面的进一步发展，而是要保持原有技能的水平，尽量减少这种退化。老年人发展的方式和年轻人是不一样的，在年轻时期，年轻人可以依靠自己的快速学习能力、良好的体能和广泛的参与机会，积极向外寻求发展的机会和空间；而对于老年人来说，随着个体学习效能的下降，个体越来越需要运用文化的资源来进行弥补，要智慧地处理成长过程中的问题。总之，成功地发展也许包括尽量多地获得新知识，尽量减轻因变老而导致的某些能力下降所带来的影响；适当调整或降低自己的生活目标，对自己最为重要的方面进行锻炼或训练，以及采用其他方法来应对不可避免的丧失。这既是延防衰老的明智选择，也可以看成是一个人很好地优化自己人生策略的必然选择。

三是积极参与社会生活。根据传统的观念，为了有效地处

理老化问题，老年人应该逐渐从社会中退出。在这种观点里，老年人应日益发展自我用心的活动，减少与别人的情感联系，并且显得对社会事务兴趣减少。通过采取这些退出策略，他们相信老年人将享受提高生活质量的快乐。但是这种观念越来越为一种积极活动的观点所代替，这种观点认为，老年人参与的活动越多，他们将越有可能对自己的生活满足。如果人们能将成年中期的角色持续到成年晚期，许多人将获得较多的生活满足感。如果这些角色被剥夺（如提前退休），那么对他们来说，找到一个可替代的角色以保持他们的活动和参与是重要的。总之，当老年人是活动的、精力充沛的和生产性的时，与他们从社会中退出相比，老年人能更成功、更愉快地老化。（图4-3）

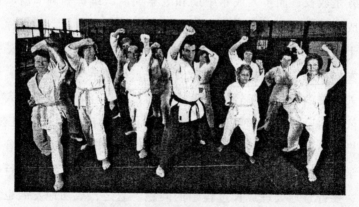

图4-3　积极参与社会活动，有助于延缓衰老

四是合理对待死亡。进入到老年期以后，死亡的问题日益成为不可回避的一个现实问题。对死亡的问题有一个达观的理解、合理的态度，有助于帮助老年人消除对死亡的恐惧，提升生命的质量。一般来说，面临死亡，个体大致要经历以下五个

阶段：否认（拒绝接受现实）、愤怒、对剩余时间的讨价还价、沮丧以及最终接受。当个体得知自己患有某种致命疾病并将不久于人世之后，他们最开始表现为震惊，会问"这是不是搞错了"？尝试否认现实；然后，他们可能会变得愤怒，会问"为什么偏偏是我"？接下来，当他们确认这一事实无法改变时，很多人会开始期望自己至少可以活到某一时间以完成某一件事，即所谓"讨价还价"；同时，人们此时会为即将失却的生命而感到悲伤和沮丧；经历了这些痛苦的阶段之后，最后人们能够了解"好了，这就是我大限已到的时候了"。虽然这种感觉并不令人愉快，但是对于处于这种情景中的人来说，他们反而在这时获得了面对死亡的平静与安宁。接受人终将一死的事实，珍惜生命的价值，认认真真地过好日常生活的每一天，也许是对待人生的一种最为合理的态度。

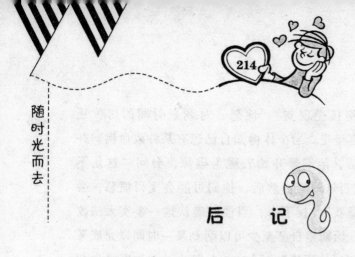

后　记

　　本书是作者在给武汉大学发展与教育心理学硕士点研究生授课的过程中形成的思考所付诸的文字，虽然书中所提到的一些理论和实际问题在课堂上多次讲授过，但以亚学术丛书的方式把这些道理呈现出来，对于我们这些长期在高等学校从事学术研究的人来说，无疑是一次艰巨的挑战。所以这本书断断续续写了3个月时间，多数时候是处于寻找写作角度和等待写作灵感的过程之中。

　　本书名的灵感来自于美国著名作家米切尔的一部描写美国南北战争和战后重建的小说 *Gone with the Wind*，书名的英文直译为"随风飘逝"、"随风而去"，我国读者熟悉的书名是《飘》。它出自于书中主人翁之口，大意是说那场战争像飓风一般卷走了她的"整个世界"，她家的农场也"随风飘逝"了。作者把它引入发展心理学，有两个方面的含义，一是所有人生发展的问题，所有人世间的纷争，所有功名与屈辱，一切的一切，都会随着时间的流失而消融，随着成长而淡化，时间是最好的抚平心灵的良药，成长是人生发展的最好的标尺。如果我们仅仅从这个角度来看待这个书名，那么也未免显得消极和宿命。本书书名的另一层含义是我们每一个人都应该遵循成长和发展的规律，合理规划自己的人生，不断地成长和发展，不要对自己的成长和发展放任自流，要每天都有成长，日日都

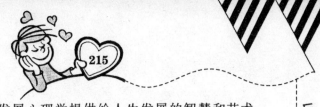

有所进步。这才是发展心理学提供给人生发展的智慧和艺术。

本书并没有采取发展心理学中通常采用的编年方式进行写作，而是采取了专题的方式，从个体生理、认知、情感和社会等几个方面来勾勒个体人生发展过程中的一些重要事件和现象，这样虽然牺牲了写作的生动性和趣味性，但却能够更好地从个体毕生发展的视角深入地透视对个体发展具有重要影响的事物、事件，增加对问题的说服力。

本书在写作之前，曾经将书中的一些问题布置给发展与教育心理学硕士点 2006 级学生，让他们作为作者主讲的《发展心理学专题》的课程作业进行写作，同学们文章中收集的一些资料和分析问题的视角给作者许多创作的灵感和素材，这里特向同学们表示感谢！本书中也参考和借用了国内外一些学者相关方面的研究成果，在此一并表示感谢！也衷心感谢长期以来对发展与教育心理学硕士点和我本人给予热情帮助和支持的各位领导、专家和广大读者。感谢政治与公共管理学院资料室提供的资料帮助！

由于本人学识有限，加之时间仓卒，书中难免有错误和遗漏之处，敬请各位读者批评指正。

佘双好

2007 年 3 月